Clinical Management for the Growing Occlusion

成長期の咬合管理

大森郁朗 DDS, PhD 著

クインテッセンス出版株式会社 2003

Tokyo, Berlin, Chicago, London, Paris, Barcelona, São Paulo, New Delhi, Moscow, Prague, Warsaw, and Istanbul

まえがき

　幼児の歯並びや嚙み合わせが，将来どのような状態に成長するかを予測することは，なかなか難しい．

　それは一見，綺麗に並んでいるように見える幼児の歯並びが，必ずしも正常な永久歯の歯並びを約束するものとは限らないからであり，乳歯列期の歯並びから永久歯列期の歯並びに生え代わる時に，いろいろな因子が咬合の発育に影響を与えるからである．

　まして，乳歯列期に嚙み合わせの異常が認められる場合には，歯並びの土台となっている骨格の成長に異常が見られることもあるので，注意が必要である．このような異常は骨格の成長が旺盛な時期に，適切な診断に基づく治療を行なうことによって改善が可能なので，早期に発見して対応することが望ましい．

　この本は，小児歯科を専門としている歯科医師や，小児歯科を標榜している歯科医師が，子どもの嚙み合わせの成長過程を適切に管理できるように，この時期に見られる顎顔面の成長と咬合発育の特徴を解説するとともに，咬合異常の診断と治療計画について，症例を示して図説することを目的としている．また治療計画の根拠となっている資料を示して，診療を実施する際に必要なインフォームドコンセントの確立を容易にし，成長期の咬合管理を成功させることを意図したものである．

　この本は，東京医科歯科大学歯科同窓会が主催するポストグラジュエートコースから依頼を受けて，著者が1979年から2000年まで21年間にわたって，鶴見大学歯学部小児歯科学教室の中堅医局員とともに実施してきた，「小児歯科矯正」と題する卒後研修会の講義と実習内容の要点を纏めたものである．

　この本が，症例報告の作成を義務付けられている小児歯科認定医の皆さんや，卒後研修に従事している若い歯科医師の皆さんのために，客観的な証拠に基づいた歯科医療(Evidence-Based Dental Practice)を身につける臨床マニュアルとして，お役に立てれば幸いである．

　出版にあたり，お世話いただきましたクインテッセンス出版株式会社の佐々木一高氏および書籍編集部の大塚康臣氏に，厚く御礼申し上げます．

2003年2月20日

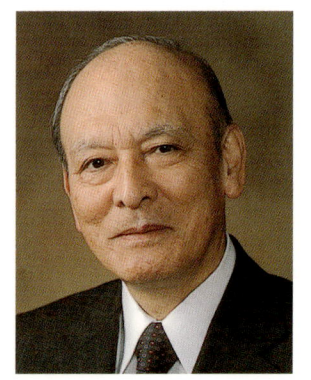

大森郁朗, DDS, PhD

鶴見大学名誉教授
日本小児歯科学会名誉会員・小児歯科認定医
日本小児口腔外科学会名誉会員
口腔病学会名誉会員
IADR 終身会員

本書で用いたテクニカルタームについて

　咬合管理の臨床の場では多くのテクニカルタームが英語のまま常用されている．それは英語のテクニカルタームが端的に適切な表現力をもっているからであると著者は考えている．

　しかし，本書ではこれらのテクニカルタームに，あえて日本語の術語を用いることとした．なかには日本語訳としてよく知られているものもあるが，本書で初めて用いたものもあるので，以下にそれらを列挙しておく．

著者の意図するところを推察され，ご理解いただければ幸いである．

　　　　　basal arch（basal arch length）：歯槽基底
　　　　　skeletal pattern：骨格性因子
　　　　　nasomaxillary complex：鼻上顎複合体
　　　　　remodeling growth：改造成長
　　　　　denture pattern：歯列性因子
　　　　　dental age：歯齢
　　　　　tooth material：歯の成長素材
　　　　　oral habits：口腔習癖
　　　　　tongue thrusting：舌突き出し癖
　　　　　swallowing habits：異常嚥下癖
　　　　　premature contact：早期接触
　　　　　occlusal adjustment：咬合調整
　　　　　timely extraction：適時抜歯
　　　　　incisal trimming：切縁削整法
　　　　　proximal trimming：隣接面削整法
　　　　　serial extraction：連続抜去法
　　　　　premature exfoliation：乳歯の早期脱落（早期喪失）
　　　　　space analysis：空隙分析

著者

目 次

まえがき 2
本書で用いたテクニカルタームについて 3

第1章　成長期の咬合に影響を及ぼす因子 5
Ⅰ．骨格性因子とその成長機序 5
Ⅱ．歯列性因子の成長と咬合発育 6
Ⅲ．骨格性因子と歯列性因子の関係 10
Ⅳ．口腔習癖と歯並び 11

第2章　成長期に実施する咬合調整 15
Ⅰ．乳歯列から永久歯列への移行期に行なう咬合調整 15
Ⅱ．乳歯の適時抜歯 16
Ⅲ．歯質の削整法 20
Ⅳ．連続抜去法 22

第3章　保　隙 29
Ⅰ．空隙分析法 29
Ⅱ．保隙装置の種類 31

第4章　永久歯の萌出誘導 39
Ⅰ．種々な萌出誘導装置 39
Ⅱ．スペースリゲーナー 42

第5章　チンキャップによる骨格性反対咬合の治療 51
Ⅰ．適応症の臨床診断 51
Ⅱ．チンキャップ療法の特徴 53
Ⅲ．ディスクレパンシーを伴わない骨格性反対咬合の治療 54
Ⅳ．ディスクレパンシーを伴った骨格性反対咬合の治療 61
Ⅴ．骨格性反対咬合に適用されるチンキャップ療法の要約 69

第6章　資料：成長期咬合管理の臨床統計 75

第7章　各種装置の選択・設計と技工指示書の書き方 79

参考文献 84
索引 85

第1章

成長期の咬合に影響を及ぼす因子

キーワード

骨格性因子，骨化機序，歯列性因子，Hellmanの歯齢，
骨格性因子と歯列性因子の調和，ディスクレパンシー，口腔習癖

I. 骨格性因子とその成長機序

1. 鼻上顎複合体と下顎骨

歯並びはヒトの顔貌にとって機能的にも審美的にも重要な位置を占めている．

ヒトの頭蓋は図1-1に示すように大脳などを維持している脳頭蓋と，顔面を構成している顔面頭蓋に分けることができるが，歯並びの土台となっているのは顔面頭蓋を構成している骨格である（図1-1）．

ヒトの咬合の成長過程を評価するときには，便宜的に顔面頭蓋を図1-2に示すように，骨格性因子と歯列性因子に分けて考えることにする（図1-2）．その理由は，ヒトの咬合は構造的に上顎の歯並びと下顎の歯並びが噛み合うことによってでき上がるが，ヒトの成長期には歯並び自体も活発に成長するうえに，歯並びの土台となっている骨格も活発な成長を示すからである．

ちなみに上顎の歯並びの土台となっている骨格は上顎骨，口蓋骨，頬骨，鼻骨，鼻中隔軟骨そして口蓋の後方を構成している蝶形骨の一部から成っていて，それぞれの骨の成長機序には微妙な相違が見られるものの，一体となって成長しているので，鼻上顎複合体（nasomaxillary complex）と呼ばれている．

下顎の歯並びの土台となっている骨は下顎骨であるが，この骨も一つの骨ではあるが鼻上顎複合体の成長過程に適応するように，下顎体（下顎の歯並びの土台となっている部分）と下顎枝（下顎骨の主として顎関節を構成している部分）では異なった成長機序を示す．

これらの骨の成長機序について少しばかり説明を加えるならば，鼻上顎複合体と下顎骨は成長の過程で，ともに結合組織性骨化機序（膜性骨化機序ともいう）と軟骨性骨化機序（軟骨内骨化機序ともいう）によって改造成長を遂げている．

上顎骨，口蓋骨，頬骨，そして下顎体は前者の機序，すなわち結合組織性の骨化機序によって緻密な成長を遂げるばかりでなく，鼻上顎複合体は脳頭蓋の基底部を構成する骨格，すなわち前頭骨，篩骨そして蝶形骨などによって形成されている前頭蓋窩と縫合部で結びついているために，脳頭蓋ほど早くはないが，成長の時期は脳頭蓋のそれに類似しているし，下顎体の成長は鼻上顎複合体を介して，間接的

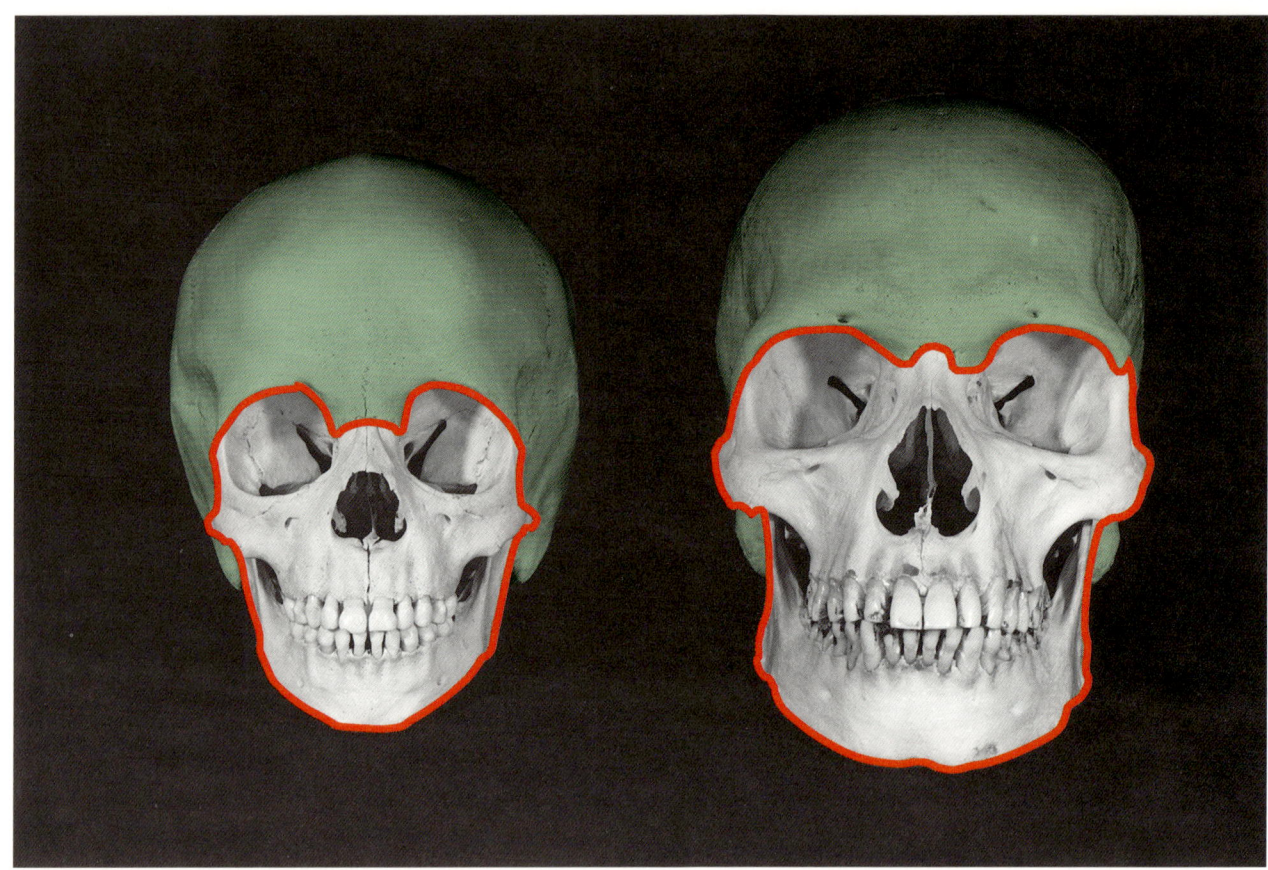

図1-1　脳頭蓋(緑色)と顔面頭蓋(赤色)(正面).左は乳歯列期の頭蓋.右は永久歯列期の頭蓋.

に前頭蓋窩と関連した成長を示す.

　一方,鼻中隔軟骨,蝶形骨の一部,そして下顎枝の関節突起は後者の機序,すなわち軟骨性の骨化機序によって活発な成長を示す.そして,下顎枝の成長は蝶形骨,側頭骨そして後頭骨などによって形成されている中頭蓋窩の成長に直接的に対応した成長を遂げる(Enlow, D.H. 1975).

　そのうえ,下顎枝は大腿骨や上腕骨など長管骨と呼ばれる骨と同じような骨化機序を示すので,下顎の成長が活発な時期は身長の伸びが活発な時期,すなわち第一次成長促進期(乳児期)と第二次成長促進期(思春期)に一致している(図1-3).

　このように,歯並びの土台となっている上下顎の骨格,すなわち鼻上顎複合体と下顎骨は成長の活発な時期こそ異なるが,多くの場合,互いに著しい不調和を引き起こすこともなく,密接な関連性を示しながら成長する.

2．歯槽基底(basal arch)という概念

　これら上下顎の歯並びの土台,解剖学的にいうならば,上顎骨歯槽突起の土台と下顎骨歯槽部の土台の部分を,それぞれの歯槽基底(basal arch)と呼び,その大きさを basal arch length と呼んでいる.

　そして,上下顎の歯槽基底と,それを構成している鼻上顎複合体と下顎骨の状態を示す成長要素を骨格性因子(skeletal pattern)という(図1-2参照).

Ⅱ．歯列性因子の成長と咬合発育
1．Hellman の咬合発育段階

　歯並びの成長は時期的に,無歯期,乳歯列期,混合歯列期,そして永久歯列期に大別されるが,臨床的には Hellman の咬合発育段階によって子どもの咬合状態を評価している(表1-1).いわゆる,Hellman の歯齢(dental age)と呼ばれるものであって,出生時の口腔内状態から,乳歯の萌出,乳歯列咬合

第1章　成長期の咬合に影響を及ぼす因子

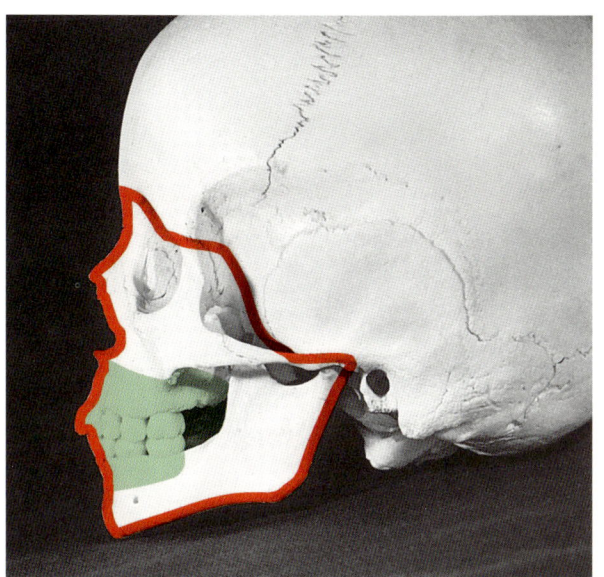
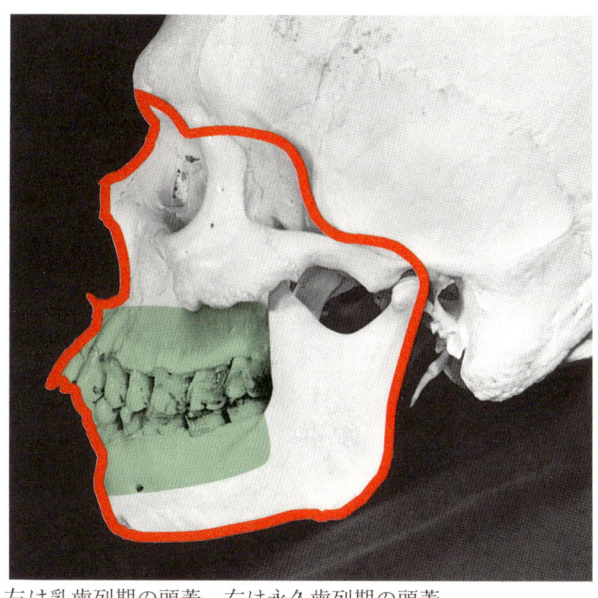

図1-2　顔面頭蓋を占める骨格性因子(赤色)と歯列性因子(緑色). 左は乳歯列期の頭蓋. 右は永久歯列期の頭蓋.

表1-1　Hellmanの咬合発育段階(dental age)

I	A	乳歯萌出前
	C	乳歯咬合完成前
II	A	乳歯咬合完成期
	C	第一大臼歯および前歯萌出開始期
III	A	第一大臼歯萌出完了あるいは前歯萌出中または萌出完了期
	B	側方歯群交換期
	C	第二大臼歯萌出開始期
IV	A	第二大臼歯萌出完了期
	C	第三大臼歯萌出開始期
V	A	第三大臼歯萌出完了期

(大森郁朗:簡明小児歯科学. 第4版, 医歯薬出版, 東京, 1996.より引用・改変)

図1-3　スカモンの臓器発育曲線(Harris, J. A. and Scammon, R. F. より引用・改変).

の完成, 第一大臼歯の萌出, 乳歯と永久歯の交換, そして第三大臼歯の萌出完了期までをI〜V段階に分けて評価するものである.

ヒトの第三大臼歯の発育は変異が大きいので, 現在, 第二大臼歯の萌出完了期まで, すなわちIV段階までをさらに細かく分けた8段階の評価を実施している. すなわち, I段階のAおよびC, II段階のAおよびC, III段階のA, BおよびC, そしてIV段階のAであるが, III段階のところだけBという段階が置かれているのは, between A and Cという意味であって, betweenのBをとって, これをうまくA, B, Cと並べたものである.

ちなみに, このAはattained(到達したの意)のAであり, Cはcommenced(始まったの意)のCである. 例えば, IIA(two Aと発音する)は乳歯列咬合の完成期であり, 子どもの口腔内に20本の乳歯が生え揃っている状態を示しているし, IIC(two Cと発音する)は第一大臼歯の萌出開始期であって, 子どもの乳歯列の奥に第一大臼歯が生え始めている状態を示している.

小児歯科医や矯正歯科医が臨床の場で, 子ども達の成長過程の評価に暦年齢よりもHellmanの歯齢

7

表1-2 歯冠近遠心幅径

		男				女		
		乳　歯		永　久　歯		乳　歯		永　久　歯
上顎	A	6.63±0.37	1	8.74±0.57	A	6.57±0.44	1	8.53±0.58
	B	5.52±0.45	2	7.24±0.62	B	5.47±0.41	2	7.09±0.63
	C	6.75±0.41	3	8.17±0.53	C	6.67±0.41	3	7.81±0.46
	D	7.33±0.46	4	7.51±0.44	D	7.22±0.46	4	7.41±0.48
	E	9.36±0.57	5	7.03±0.40	E	9.30±0.57	5	6.96±0.47
			6	10.81±0.35			6	10.42±0.36
下顎	A	4.26±0.37	1	5.55±0.36	A	4.22±0.30	1	5.45±0.42
	B	4.83±0.33	2	6.16±0.39	B	4.77±0.36	2	6.04±0.45
	C	5.95±0.32	3	7.16±0.42	C	5.87±0.30	3	6.74±0.44
	D	8.26±0.46	4	7.35±0.40	D	8.03±0.50	4	7.22±0.42
	E	10.36±0.48	5	7.29±0.40	E	10.09±0.51	5	7.14±0.44
			6	11.55±0.36			6	11.10±0.37

(東医歯大 小児歯科)

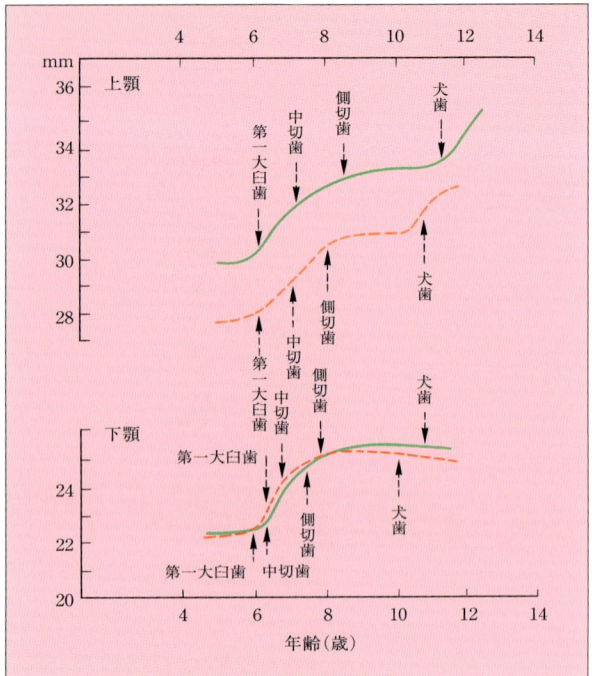

図1-4　犬歯間幅の平均成長曲線(Hurme, 1948. より引用・改変). 赤の破線は女子, 緑の実線は男子のものを示し, 矢印はそれぞれの歯の萌出時期を示す.

をよく用いるのは, Hellman の歯齢が子どもの歯並びの状態を簡単に, しかも的確に表現しているからである.

　診療室で歯科医師や歯科衛生士が「ⅢB(three B と発音する)の子どもです」と言えば, 来院した子どもの口の中を見なくても, その子どもの歯並びは側方歯群の交換期に達していると判断できるわけである.

2．咬合発育の特徴

　IA は無歯期, すなわち乳歯が萌出する前の咬合状態を示し, 暦年齢でいうならば, 0歳から6ヵ月ぐらいまでの子どもの咬合状態である. この時期の顎間空隙は舌によって占められており, 閉口時の舌は直接, 口唇粘膜および頬粘膜に接している. 嚥下時の舌運動も IA の特徴を示す. すなわち, 嚥下時の舌尖は顎堤を超えて口唇粘膜に密接している.

　IA から IC の間の, 顎骨の成長速度は舌の成長速度よりも早い. 一般に, 関連している臓器の成長差を differential growth と呼んでいるが, この成長速度の差によって, いままで口唇粘膜や頬粘膜に直接触れていた舌は, 顎に対して後退した位置, すなわち上下顎歯槽堤の内側に位置するようになる. こうして生じた口唇粘膜や頬粘膜と舌の間の空間に, 乳歯が萌出を開始して乳歯列が形成される.

　IA に時として見られる先天歯が, 舌にリガ・フェーデ病と呼ばれる褥創性潰瘍を形成するのは, この成長差が見られる前に先天歯が顎堤に萌出するためである. IA から IC に達する間に, 顎骨と舌の間に見られる differential growth の"優れ技"には驚嘆するばかりである.

　IC は乳歯が萌出を始めている時期であり, 年齢的には6ヵ月から2歳6ヵ月ぐらいまでの子どもの咬合状態をいう.

　やがて子どもの口腔内には第二乳臼歯も生えてきて, 20本の乳歯が生え揃い, 乳歯咬合が完成する.

第1章　成長期の咬合に影響を及ぼす因子

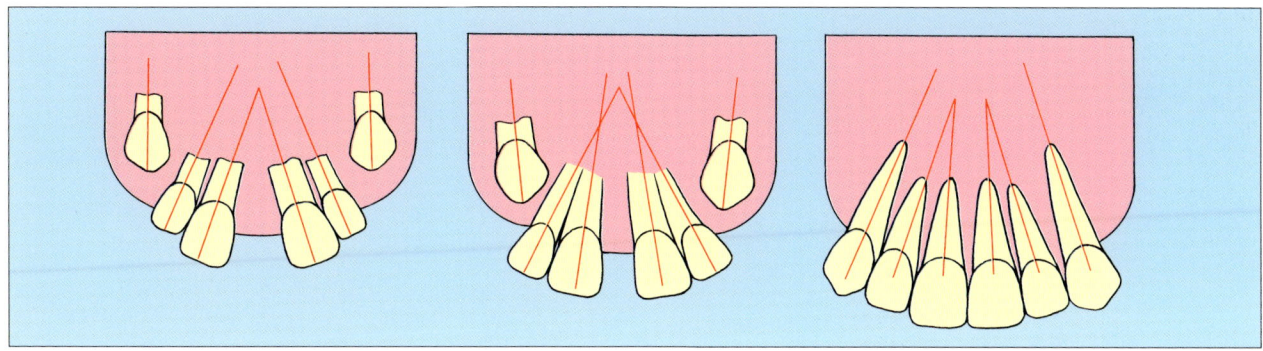
図1-5　上顎永久前歯の萌出過程（Broadbent, B. H., 1937. より引用・改変）．

この時期から混合歯列期が開始するまでの間をⅡAと呼んでいる．

ⅡAは2歳6ヵ月頃から第一大臼歯が萌出する6歳ごろまで続くが，乳歯列では永久歯列と著しく異なり，永久歯列の歯と歯の間に隙間，すなわち歯間空隙が見られれば，それだけで異常を意味するのに対して，歯間空隙が見られるものが，正常な乳歯咬合の主体をなしているのが，最も大きな特徴の一つである．

第一大臼歯が萌出を開始すると，歯齢は前述のとおりⅡCとなるが，ⅡCには前歯部の交換も開始する．

顔面頭蓋の成長が活発に見られる割には，比較的安定した咬合状態を示すⅡAとは打って変わって，ⅡCには歯並びと咬合関係に著しい成長変化が見られる．ⅡAでは綺麗に並んでいた乳前歯に代わって永久前歯が萌出してくると，何となく歯並びに乱れが見られるようになるのもこの頃である．上下顎の第一大臼歯が萌出を完了して，咬合機能を営むようになればⅢAである．

咬合の鍵（keys to occlusion）と呼ばれる第一大臼歯の咬合関係は，この段階で近遠心的にも，垂直的にもほぼ成立するが，成熟した咬合関係はⅢBを経過した後ででき上がるので，この段階では，なお動きがあると考える必要がある．

ⅡCからⅢAにかけては前歯部の交換現象にも特徴ある成長変化が見られる．後述する側方歯群の交換現象と異なり，乳前歯の後継永久歯は先行乳歯よりもいずれも歯冠近遠心幅径が大きく（表1-2），このように大きな後継永久歯が正常な萌出位置を獲得するために，歯列弓幅の拡大や歯の萌出方向の変化など，歯列弓にいろいろな成長変化が起こってくる（図1-4）．

永久切歯は始めから綺麗に配列して萌出してくるものではないのであって，このような成長変化が外観を損なうことから，Broadbent（1937）は「醜いアヒルの子」に喩えて，"ugly duckling stage"と呼んだが，前歯部の成長変化は白鳥にも似た，永久前歯の美しい咬合関係を形成するために必要な過程であることを意味している（図1-5）．

そして，歯科医師はこの時期に見られる正中離開や叢生を診察して，一過性のものであるか否かを診断する能力を養うことも大切である．

Between ⅢA and ⅢC という意味で設けられているⅢBは，ⅢAすなわち第一大臼歯の萌出完了から，ⅢCすなわち第二大臼歯の萌出開始期までの時間的に3〜4年（7, 8歳から11, 12歳くらい）の期間であり，この3〜4年の間に側方歯群の交換が行なわれるので，正常な永久歯咬合を導くために特に重要な時期である．Hellmanが歯齢にⅢBを特別に設けたゆえんである．

側方歯群とは，乳犬歯，第一乳臼歯，第二乳臼歯と，その後継永久歯である犬歯，第一小臼歯，第二小臼歯を総称したものであるが，これら先行乳歯と後継永久歯の歯冠近遠心幅径の関係は，第一乳臼歯は後継永久歯とほぼ同じぐらいの大きさであり，乳犬歯は後継永久歯の方が大きく，第二乳臼歯は後継永久歯の方が小さい（表1-2）．

しかも，先行乳歯側方歯群の歯冠近遠心幅径の総和は，後継永久歯側方歯群のそれよりも，上顎で約

9

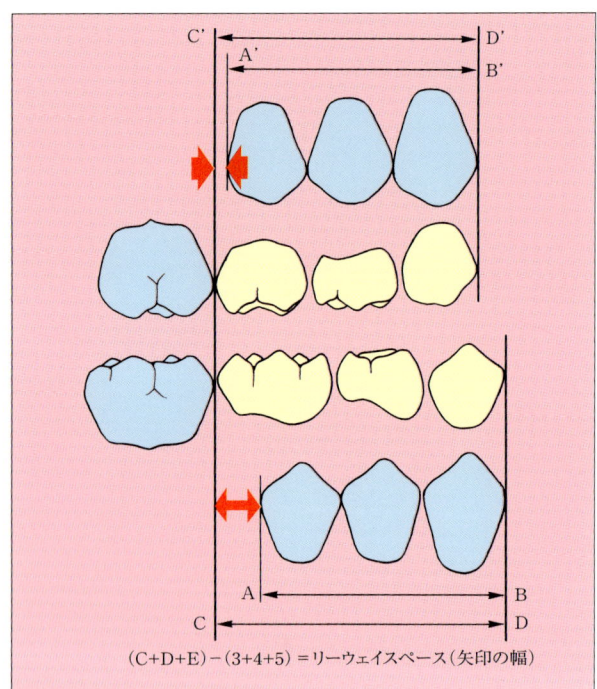

図1-6 上下顎側方歯群に見られる近遠心的ゆとり(リーウェイスペース). (Graber, T. M., 1966. より引用・改変).

1mm，下顎で約3mm大きく，乳歯側方歯群が歯列弓の上にもっているこうしたゆとり(このゆとりをリーウェイスペースと呼んでいる)が，時期を異にして行なわれる側方歯群の交換現象を円滑にしている(図1-6).

12歳ごろには第二大臼歯が萌出を始めて，Hellmanの歯齢はⅢCとなり，やがて永久歯咬合の完成をみて，Hellmanの歯齢はⅣAに達する. この時期には，小児の身体的成長も第二次成長促進期に入り，やがて成人期に達する.

3．歯の成長素材(tooth material)という概念

前節にヒトの成長期の咬合状態について発育段階を追って概説した.

このような経過は，乳歯に異常がなければ期待できるものであるが，齲蝕の侵襲によって乳歯の歯冠形態が崩壊するようなことがあると，先行乳歯の歯冠近遠心幅径が維持できないために，健全な永久歯咬合の形成は期待できなくなってしまう.

成長期の咬合には，歯並びの土台となっている上下顎歯槽基底の成長と，その上に形成される歯列(dentition)の成長が大きな影響を与えている.

そして，咬合状態に影響を与える個々の歯の大きさなどを歯の成長素材(tooth material)と呼んでいるが，これらの素材には以下の四つの因子がある.

すなわち，①歯の大きさ：乳歯と永久歯の歯冠近遠心幅径をはじめ，歯周組織(すなわちセメント質，歯根膜，歯槽骨，および歯肉)を含み，歯の形成とともに形成され，歯の喪失とともに消失する組織，器官の大きさを意味する，②歯の数：歯数不足，過剰歯，③歯の萌出状態：位置，方向，時期であり，また，④環境因子として乳歯の齲蝕罹患状態である.

これらの因子を総称して，歯列性因子(denture pattern)という．言い換えれば，歯列性因子は上下顎歯槽基底の間に存在する空間を占め，咬合に直接関与している組織，器官の状態を示す成長要素である，ということができる(図1-2参照).

Ⅲ．骨格性因子と歯列性因子の関係

子どもの歯並びが，乳歯列期，混合歯列期，そして永久歯列期を通じて，綺麗な咬合状態を維持し得たということは，取りも直さず，その子どもの骨格性因子と歯列性因子の関係に何ら異常が見られなかったということであって，DNAが大きな影響を与える骨格性因子や歯の成長素材に恵まれたうえに，幼児期からの口腔保健管理が良好であったと考えて良い.

このような人々は世にいう"gifted people(恵まれた人々)"であり，小児歯科医にとっても"苦労の少ない患者さん"である．このような人々ばかりが口腔保健管理や咬合管理を求めて来院されるならば，小児歯科医はたいへん幸せであるに違いない.

しかしながら，現実はそう甘くないのであって，ⅠCからⅡAにかけて，すなわち1歳6ヵ月頃から6歳になるまでの間，むし歯予防と治療そして定期健診と，患児も保護者も，そして小児歯科医も努力を重ね，ようやくⅡCからⅢAに到達するや，永久前歯の萌出に乱れが見られ，前歯部の咬合状態も異常になってしまう子ども達に遭遇する機会は少なく

第1章　成長期の咬合に影響を及ぼす因子

表1-3　口腔習癖

1. 吸指癖	finger sucking
拇指吸引癖	thumb sucking
2. 咬唇癖	lip biting
3. 咬爪癖	nail biting
4. 舌突き出し癖	tongue thrusting
5. 異常嚥下癖	swallowing habits
6. 口呼吸	mouth breathing

表1-4　口腔習癖の成因

①乳幼児期の行為が無意識のうちに習慣となったもの	empty habit
②心理的要因が密接に関与しているもの	吸指癖，咬唇癖，咬爪癖
③習癖によって生じた咬合異常によるもの	舌突き出し癖，異常嚥下癖
④小児の発育過程の特徴によるもの	口呼吸

表1-5　口腔習癖の治療法

1. 単純な意識化	無意識に続けられていた吸指癖など
2. 心理的誘導	心理的背景がある吸指癖，咬唇癖，咬爪癖など
3. 筋機能療法	嚥下時の舌運動の異常を示す異常嚥下癖などを対象とする
4. ハビットブレーカーによる治療	開咬などの咬合異常を対象とする．心理的誘導や筋機能療法を併用する

ない．

　すなわち，骨格性因子と歯列性因子の関係に不調和が見られるケースが少なくないのである．これらの多くは歯並びの土台となっている歯槽基底の大きさ(basal arch length)と，その上に配列する歯の成長素材(tooth material)に不調和が認められるケースで，概して永久歯の歯冠近遠心幅径が歯槽基底の大きさよりも大きいケースが多い．このような骨格性因子と歯列性因子の間に見られる不調和をディスクレパンシー(discrepancy：調和が取れていないの意)と呼んでいる．

　乳歯のむし歯予防につとめ，綺麗な永久歯の歯並びを期待していた，ⅡAステージまでの努力が水泡に帰してしまうのであるから，保護者の失望は大きいし，小児歯科医も適切な対応に追われることとなる．

　歯槽基底の大きさとその上に配列する歯の大きさの不調和，すなわちディスクレパンシーに適切に対応するには，歯列弓幅を拡大することなどによって，歯並びの土台を大きくするか，土台の上に並ぶ歯の数や歯冠近遠心幅径を調節して歯槽基底の大きさとバランスをとる方法などが一般的であるが，これらの具体的な対応法については，次章に詳しく述べることにする．

　ディスクレパンシーはⅡAの段階で，ある程度の予測も可能であるが，ⅡCからⅢAにかけての前方歯列弓幅の成長も期待できるので，その可能性も説明する必要がある．

　しかし，ⅡAの時期ですでに，歯並びに霊長空隙や発育空隙のような歯間空隙が認められない，いわゆる閉鎖歯列弓のケースに対しては，ⅢAの段階で永久前歯に咬合異常が生ずる可能性を指摘しておくことが大切である．

Ⅳ. 口腔習癖と歯並び

　成長期の咬合管理を実施するにあたって大切なことの一つは，子どもの口の周辺に見られる，いろいろな習癖に注意を払うことである．例えば，乳児では生理的行動と判断される指しゃぶりが，ⅡAになっても，すなわち乳歯列咬合が完成してもなかなか止められない子どもでは，指しゃぶりが咬合異常の原因となり，それが嚥下運動の異常を引き起こし，その嚥下運動の異常が咬合異常をさらに悪化させるといった悪循環が生じやすいからである．

　このような習癖を口腔習癖(oral habits)と呼んでいるが，口腔習癖の種類とその成因は表1-3，4に示すとおりである．

　成因には，吸啜反射(きゅうてつはんしゃ)の一つとして偶然に指を吸い出し，無意識に習慣化したもの(empty habitという)もあるが，なかには心理的欲求不満の代償として，親の注意を引くための退行現象であったりする場合もあるので，口腔習癖の診断を行ない，治療計画を立案するときには，成因に対する配慮が肝要である(表1-5)．

　口腔習癖と，それらの習癖によって引き起こされる咬合異常は次のとおりである．

11

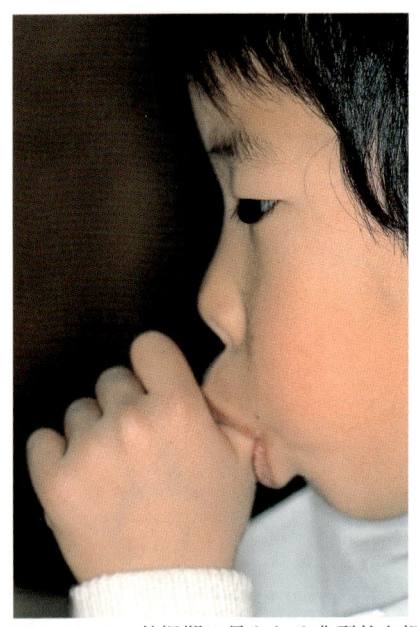
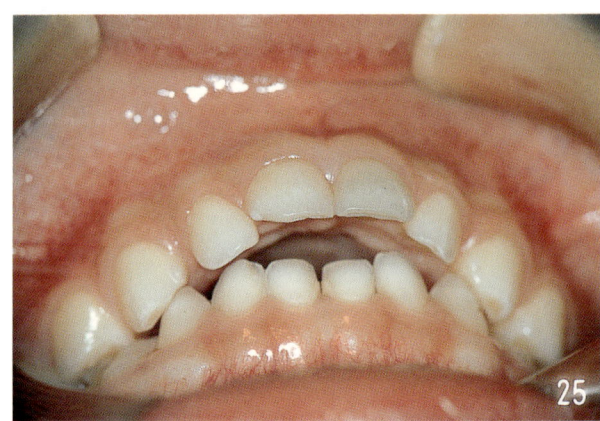

図1-7a,b　幼児期に見られる典型的な拇指吸引癖と乳前歯部の開咬(図1-7b 大森郁朗:簡明小児歯科学. 第4版, 医歯薬出版, 東京, 1996. より転載).

図1-7a | 図1-7b

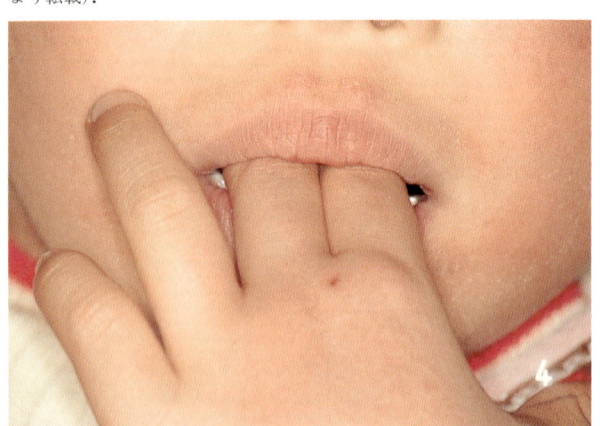
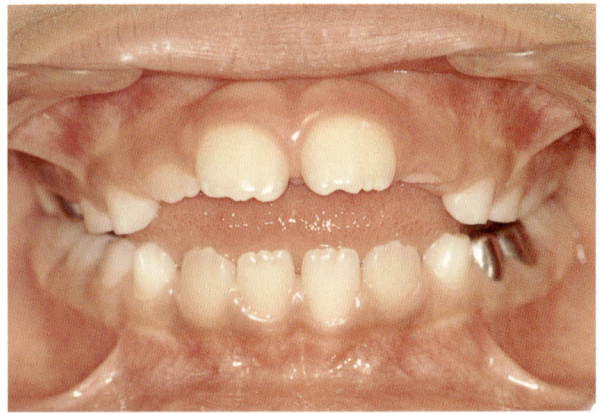

図1-8a,b　学童期の吸指癖と永久前歯部の開咬(大森郁朗:簡明小児歯科学. 第4版, 医歯薬出版, 東京, 1996.より転載).

図1-8a | 図1-8b

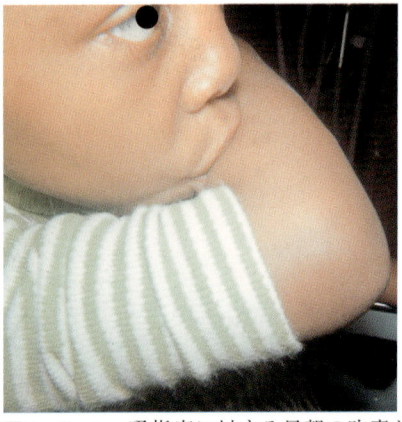
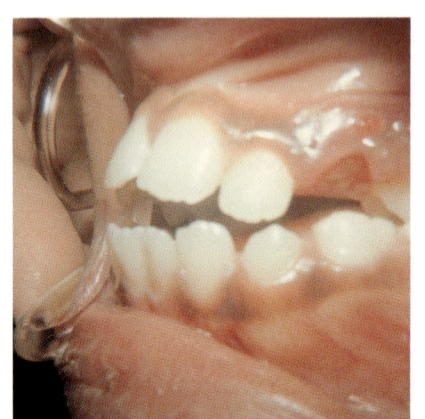

図1-9a,b　吸指癖に対する母親の叱責が厳しく,隠れて前腕を吸っていた小児の知恵と,それによる両顎前突と開咬.

図1-9a | 図1-9b

1．吸指癖

　最も多く見られる口腔習癖であって,なかでも拇指吸引癖が主体をなしている．上顎前歯部の歯列は,この習癖により口蓋側から強い筋肉力を受け,歯軸

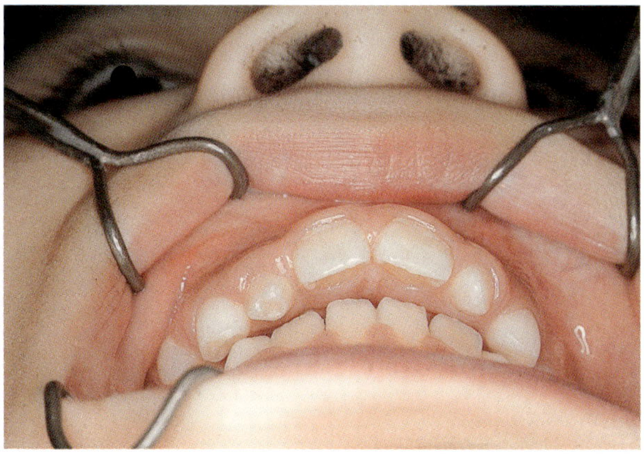

第1章　成長期の咬合に影響を及ぼす因子

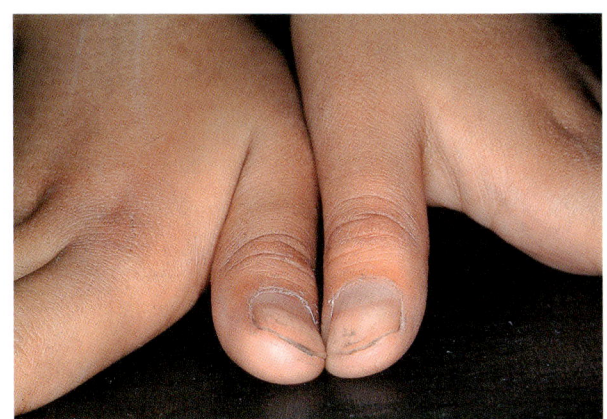

図1-10a,b　咬爪癖で傷ついた左右の拇指の爪と前歯部の咬合異常.

図1-11a	図1-11b
図1-11c	

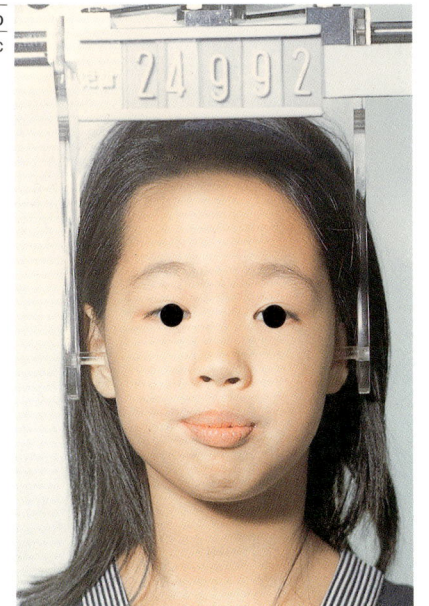

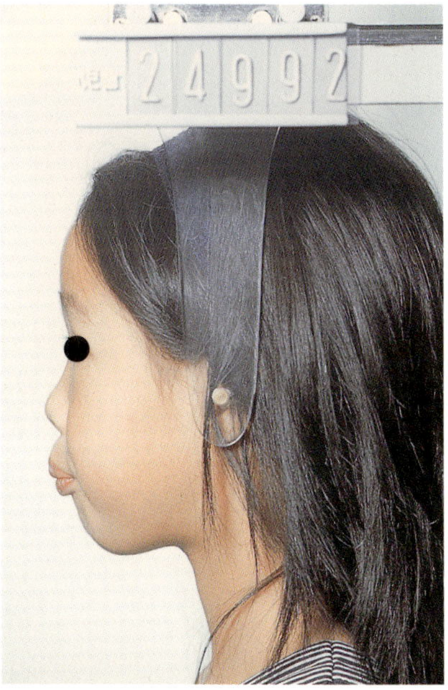

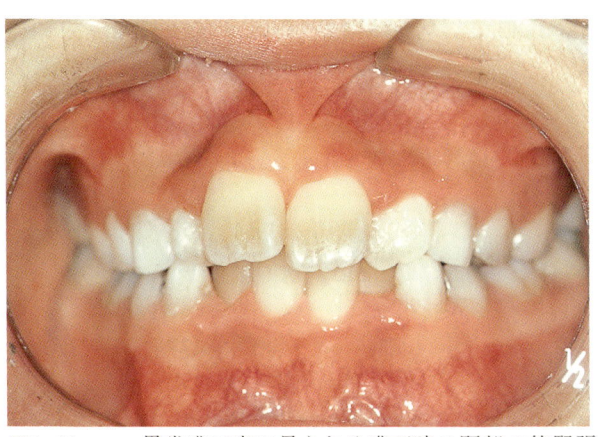

は唇側傾斜を強め，歯は唇側低位へ転位する．下顎は全体的に舌側に押しやられ，上顎前突や開咬を引き起こす（図1-7a,b～9a,b）．

2．咬唇癖

主として下口唇を上顎歯列の内側へ嚙み込む習癖が多く，そのため咬合異常は吸指癖の場合と類似して，上顎前突や開咬となるものが多い．上口唇を巻き込むように嚙む者では下顎前突を引き起こす．

咬唇癖をもっている子どもの口唇はふやけていたり，荒れていたり，周囲の皮膚に鬱血斑が見られたりするので，発見しやすい．この習癖も心理的因子が関与する場合が多い．

図1-11a～c　異常嚥下癖に見られる嚥下時の頤部の筋緊張と咬合異常．a：正貌の所見．b：側貌の所見．c：上顎前突と開咬．

3．咬爪癖

この習癖によって起こる主な咬合異常は歯軸の捻転である．爪きり鋏を使っていないのに，いつも爪

13

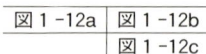

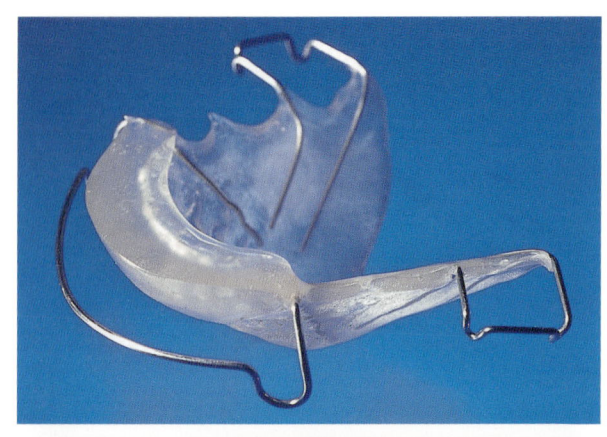

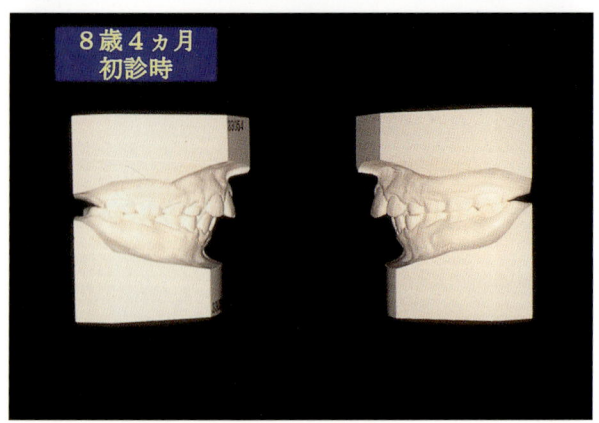 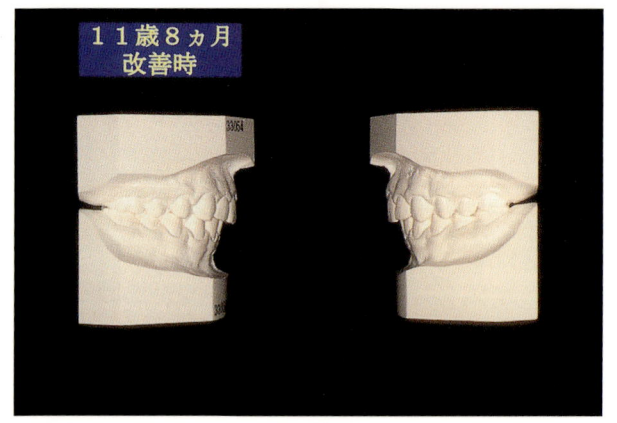

図1-12a〜c 口腔習癖による前歯部咬合異常の治療に用いられるハビットブレーカーと術前術後の歯列模型．a：ハビットブレーカーとして用いられたバイトプレート．b：異常嚥下癖による前歯部の咬合異常は明らかである．c：約2年間の治療で習癖も消退，前歯部の咬合関係も改善された．

が短く切られているような状態になっていたり，他の指が汚れているのに特定の指先だけが爪も短く，綺麗になっているなど，子どもの手をとって観察すれば，発見は容易である（図1-10a, b）．

4．舌突き出し癖

以前は弄舌癖（ろうぜつへき）と呼ばれていたもので，オトガイ筋など，口腔周囲筋の緊張とともに異常嚥下癖を構成している．この習癖は吸指癖などによって引き起こされた上顎前突や開咬が，嚥下時に舌尖を上下顎切歯の間から突き出して口唇粘膜に圧接させる，嚥下運動に変えてしまっているものである（図1-11a〜c）．

この習癖はひとたび成立すると，心理的誘導（psychological guidance）などによって改善させることは困難であって，嚥下時の舌の位置を矯正する訓練（oral myotherapy）や，咬合異常の治療をして，積極的に習癖を消退させる処置（habit breaking）を実施しなければ改善されない（図1-12a〜c）．

5．口呼吸

口呼吸は学童期の子ども達に多く認められるが，これは子どもの身体発育の特徴と無関係ではない．学童期はリンパ系の組織，器官の発育が著明であって，口蓋扁桃や咽頭扁桃も成人の大きさをはるかに超える発育を示す．したがって，鼻咽腔を通る気道は狭窄し，それを口呼吸で補っているのがむしろ正常な状態である．この時期に慢性の鼻疾患などが見られると，この状態が一層強調されることとなる．

口呼吸は口腔粘膜を乾燥させ，歯肉の炎症を引き起こし口臭の原因となるだけでなく，口輪筋の正常な緊張を欠くようになるため，たとえ歯列の内側の筋肉力，すなわち舌の筋緊張が正常であっても，歯列の外側の筋肉力が弱いために，歯列の内外から作用する筋肉力のバランスが取れるようになるまで，歯列は唇側へ押しやられ，上顎前突ないし両顎前突となってしまう．

第2章

成長期に実施する咬合調整

キーワード

早期接触，乳歯の適時抜歯，歯質の削整法
乳歯の脱落と後継永久歯の萌出時期，空隙分析，連続抜去法

I. 乳歯列から永久歯列への移行期に行なう咬合調整

　乳歯咬合から永久歯咬合への移行期には上下顎の咬合関係に一過性の不調和が見られるが，時に何らかの手段を講じないと，咬合異常を引き起こす可能性が予測される場合もある．

　また，すでに咬合異常が見られる小児では，乳歯列期であっても，歯を咬み合せた時に上下顎の一部の歯が他の多くの歯よりも早く接触してしまう状態が観察される場合が多い．このような状態を歯の早期接触（premature contact）と呼んでいる．

　早期接触は咬合異常によって招来されるものではあるが，咬合異常を助長する因子の一つでもある．その結果，歯に異常な咬合圧が加わるために，歯周組織（歯根膜，歯槽骨，歯肉など）を早期に破壊する危険性が大きい．

　しかも，この過程は徐々に進行するために，子どもに痛みを与えることもないので，保護者も気がつかないままに見過してしまいがちである．子どもの歯に見られる早期接触に対する適切な診査，診断と早期の対応，すなわち咬合調整が必要なゆえんである（図2-1）．

　また，乳歯は適切な時期に自然に永久歯と生え代わるのが望ましいし，健全な乳歯では多くの場合，そのような歯の生え代わりが見られるのであるが，時には，齲蝕に罹患していない乳歯であっても，後から生えてくる永久歯との交換がうまくいかない場合もある．そのような時には，健全な乳歯も適切な時期に積極的に抜歯しなければならない．

　成長期の咬合管理に必要な，これらの配慮と臨床

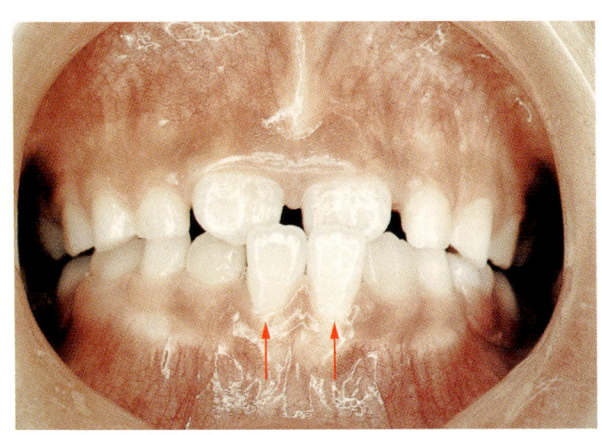

図2-1　上下顎切歯の咬合異常が招来した早期接触による歯周組織の破壊（矢印）（大森郁朗：簡明小児歯科学．第4版，医歯薬出版，東京，1996．より転載・改変）．

手段を咬合調整(occlusal adjustment)という．

咬合調整法には次の三つの手段が包含される．①乳歯の適時抜歯(timely extraction)，②歯質の削整法(incisal or proximal trimming)，③連続抜去法(serial extraction)である．

いずれの手段も，乳歯咬合から永久歯咬合への移行期に生じやすい咬合異常を予防するためにも，またすでに生じている咬合異常を改善するためにも，適切な資料分析のもとにタイミング良く実施することが肝要である．

II．乳歯の適時抜歯

周知のようにわが国では，少子時代が乳歯の齲蝕罹患率の著しい低下を伴って到来し，齲蝕暴発への対応に苦心した20～30年前の歯科保健医療環境を一変させたといっても良い．

当時，社会問題にまで発展した小児の口腔保健問題に対応するべく，1977年には1歳6ヵ月児健康診査が市町村単位で実施され，また1978年には小児歯科標榜医制度が生まれ，小児歯科保健医療に対する社会の関心も高まりをみせた．その頃から認められるようになった社会の少子化傾向は，子どもの健康への親の関心を一層高める結果となった．

日本の子ども達に見られた，このような生活環境の改善と乳歯齲蝕の減少は，もとより好ましいことではあるが，咬合発育という観点からすると，この四半世紀にみられた乳歯齲蝕の著しい減少が大きく貢献している部分は，第1章で詳述したように，歯列性因子のうちの"環境因子としての一因子"に過ぎない．

近時，乳歯の残根化や根尖病巣の拡大を理由に抜歯されて，乳歯を早期に喪失するようなケースは減少している．しかしながら，乳歯列期から永久歯列期に至るまで，子どもの歯並びが好ましい状態を維持するためには，依然として骨格性因子と歯列性因子を構成している諸々の因子への配慮が不可欠である．この項で述べる乳歯の適時抜歯(timely extraction)も，そのための重要な配慮の一つである．

小児歯科臨床では，抜歯の適応となった乳歯を患児に恐れや痛みを感じさせないように，上手に抜去することも重要な臨床手技ではあるが，混合歯列期の咬合管理を適切に進めるためには，「いつどの乳歯を抜去するか」の判断ができなければならない．それは健全な乳歯であっても，状態に応じて適切な時期に抜歯する必要があるからである．

特に，後継永久歯の萌出位置異常や乳歯の脱落遅延などを主訴に来院した場合には，適切な判断が必要である．「いつどの乳歯を抜去するか」の判断基準としては，以下に示す2つの原則を遵守することが肝要である．

1．乳前歯抜去の原則

①永久歯の萌出を阻害している時には，その先行乳歯のみを抜去する．
②片側が脱落したならば，反対側同名歯を抜去して良い．
③失活歯は歯根吸収が遅延するので，適切な時期に抜去する．

乳前歯抜去の原則は，いとも簡単なルールと考えられがちであるが，臨床の現場では，未だに守られていないケースに遭遇することがあるので，ここに，適切に対応した一例を示す(図2-2a～c)．

[症例] 6歳3ヵ月男子．

主訴：下顎の前歯が重なって生えてきた．

口腔内所見など：$\overline{A|A}$ の舌側に $\overline{1|1}$ が萌出を始めている(図2-2a)．$\overline{A|A}$ には軽度の動揺がある．患児は特に疼痛を訴えない．

エックス線写真所見：$\overline{A|A}$ の歯根吸収は根長の1/4程度と判断される．$\overline{2|2}$ の歯胚は歯槽骨内に認められるが，$\overline{B|B}$ の歯根吸収は見られない(図2-2b)．

治療方針：局所麻酔下に $\overline{A|A}$ を抜歯する．口腔内所見では，$\overline{1|1}$ の好ましい位置への萌出は $\overline{B|B}$ も抜歯しないと困難なように思われるが，ルールに従い，$\overline{B|B}$ は抜歯せず，$\overline{A|A}$ のみを抜歯する．

8ヵ月後の口腔内ならびにエックス線写真所見：$\overline{1|1}$ は歯列弓内に萌出し，歯根形成はR3/4

第2章　成長期に実施する咬合調整

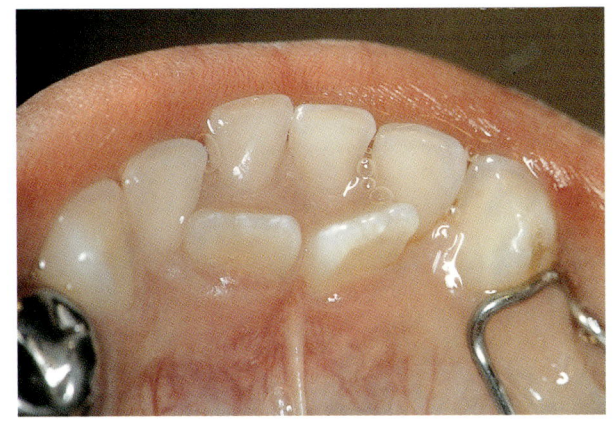
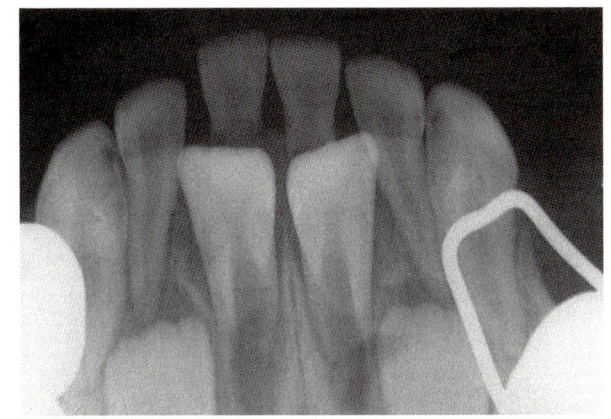
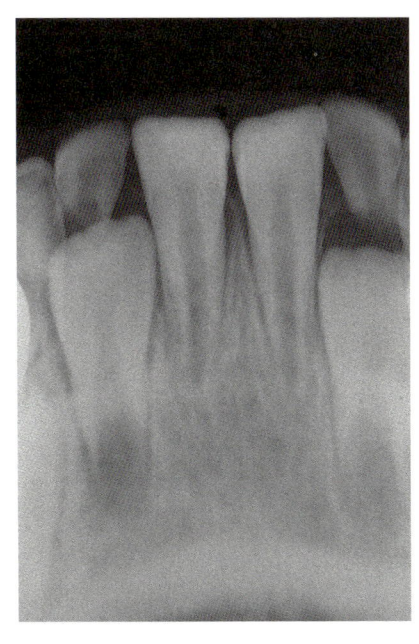

図2-2-a〜c　乳前歯抜去の原則の実施．a：下顎乳中切歯の舌側に永久中切歯が萌出している．b：永久側切歯の歯胚の存在と，まだ根吸収が見られない乳側切歯を示すエックス線写真所見．c：乳中切歯のみの抜歯が永久中切歯の萌出を正しい位置へ誘導している．

程度である．$\overline{B|B}$ の歯根吸収が進み，$\overline{2|2}$ との交換期に達している．すなわち，$\overline{A|A}$ の抜歯は $\overline{1|1}$ の萌出を正しい位置へ誘導し，$\overline{B|B}$ は $\overline{2|2}$ の萌出誘導に役立っている（図2-2c）．

2．乳歯側方歯群抜去の原則

①側方歯群の交換はできるだけ短期間に相次いで行なわれることを理想とする．
②この条件を満たす場合には，いかなる順序によって抜去しても良い．

乳歯側方歯群抜去の原則を臨床の場で遵守するための配慮として，Baker（1917）は「側方歯群の咬合調整時には，上下顎はその歯の数と種類が調和を保っていなければならない」と述べている．

例えば，$\underline{D}$ が脱落し，$\underline{4}$ が萌出したならば $\underline{D}$ は抜去する．同様にして，$\underline{E}$ が脱落して $\underline{5}$ が萌出したならば，$\underline{E}$ を抜去するといったように，咬合関係に調和を保たせるために，乳歯の側方歯群を積極的に抜去することを勧めている．

榎（1940）はこの原則を補正して，「個体に上顎前突の傾向が認められる場合には，上顎の乳歯を早めに抜去して咬合調整を行ない，下顎前突の傾向が認められる場合には，下顎の乳歯を早めに抜去して，咬合調整を行なう」ことを勧めている．これを「Baker-Enokiの説」と呼んでいる．

このような配慮が必要なのは，先行乳歯の喪失と後継永久歯の萌出時期には以下に述べるような，密接な関連性があるからである．

表2-1 乳臼歯の早期喪失と後継永久歯の萌出時期

乳臼歯		後継永久歯		
喪失時年齢	喪失歯数	萌出遅延歯数	萌出促進歯数	同時萌出歯数
4（歳）	21	21	0	0
5	19	14	4	1
6	15	4	7	4
7	30	7	19	4
8	20	1	16	3
9～10	25	0	25	0

（Posen, A. L., 1965. より引用・改変）

表2-2 8症例の早期喪失歯と抜去時年齢（歳）

男　子		女　子	
歯種	抜去時年齢	歯種	抜去時年齢
第一乳臼歯	4.0～4.5	第一乳臼歯	4.0～4.5
第一乳臼歯	5.5～6.0	第一乳臼歯	6.0～6.5
第二乳臼歯	7.5～8.0	第二乳臼歯	8.5～9.0
第二乳臼歯	9.0～9.5	第二乳臼歯	7.0～7.5

（Fanning, E. A., 1962. より引用・改変）

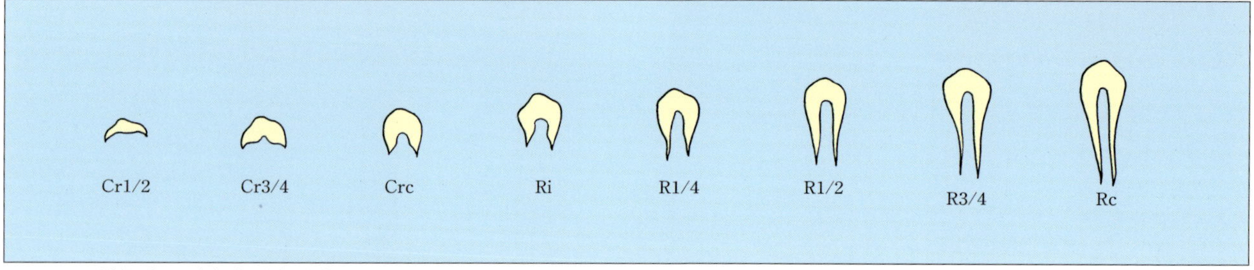

図2-3 単根歯の発育段階を示す（Moorrees, C.F.A et al. 1963. より引用・改変）．Cr：歯冠形成．R：歯根形成．i：開始．c：完成．Cr1/2，R1/2はそれぞれ歯冠長，歯根長の1/2が形成された状態を示す．

　Posen（1965）は，62名の患児のオブリークエックス線写真を資料にし，先行乳歯の喪失時期と後継永久歯の萌出時期の関係を調査して，両者の間に密接な関連性があることを指摘している．

　調査結果は表2-1に示すとおりで，子どもが4～5歳で乳臼歯を喪失すると，後継永久歯の萌出は押しなべて遅延するが，後継永久歯の歯胚形成が進んだ時期（7，8～10歳頃）に乳臼歯を喪失すると，後継永久歯の萌出が促進されることを明らかにしている．

　Posenの研究が断面資料によるものであるのに対して，Fanning（1962）の研究は経年資料によるものであって，総数134例から選んだ，乳臼歯を片側性に早期に喪失した8症例について，乳臼歯の早期喪失が後継永久歯の歯胚形成と萌出運動に及ぼす影響を調べた，臨床的に有意義な研究である．エックス線写真は左右両側撮影されているから，健全乳臼歯側が対照として用いられている．

　8症例の早期喪失歯と抜去時の子どもの暦年齢は表2-2に示すとおりである．

　後継歯である小臼歯の形成は，図2-3に示すように，歯胚形成の段階を追って評価を行なうとともに，小臼歯の咬頭頂と歯槽骨縁の距離をエックス線写真上で測定して，この距離によって小臼歯の歯槽骨内萌出運動を評価している．Fanningはこれらの症例について，先行乳歯の抜去時暦年齢を横軸に，小臼歯の咬頭頂と歯槽骨縁の距離を縦軸にとって，後継永久歯の歯胚形成過程を経年観察した結果をグラフに示している．

　すべての症例において，小臼歯の形成速度は先行乳歯の存否にかかわらず，ほぼ同じであって，先行乳歯を喪失したために後継永久歯の形成が促進されたり，あるいは逆に抑制されたりするようなことはなかった（図2-4）．

　しかし，後継永久歯は先行乳歯の抜去直後に，その歯の形成段階および小児の年齢には無関係に，対照側に比べてわずかではあるが萌出運動が促進された（図2-4）．

　また，乳臼歯の抜去時期と後継永久歯の萌出運動の間には，次のような関係があることが指摘された．すなわち，後継永久歯の歯冠完成前に先行乳歯を抜去すると，抜去時に見られた後継永久歯の萌出運動の促進は短期間で消失し，対照側と同様に歯根形成開始まで歯槽骨縁方向への萌出運動は見られず，口腔内への萌出はむしろ遅延する傾向が認められた（図2-5）．

第2章 成長期に実施する咬合調整

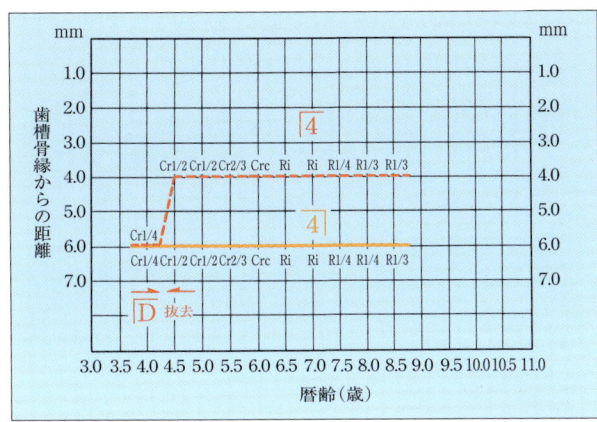

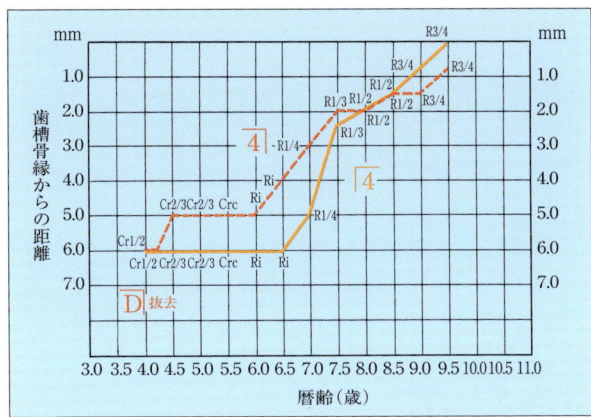

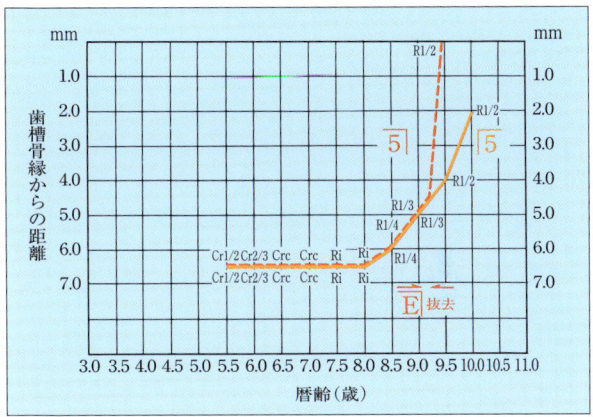

図2-4	図2-5
	図2-6

図2-4 後継永久歯の歯冠形成がCr1/2の時期に先行乳歯を抜去した症例．赤色側が乳歯抜去側を示し，オレンジ色側は対照側を示す．この図は先行乳歯の早期喪失により後継永久歯の歯胚の位置に変化が見られるものの，両側の後継永久歯歯胚発育の速さに差がないことを示している．

図2-5 後継永久歯の歯根形成が始まる前に，先行乳歯を抜去すると，抜去直後には後継歯胚が咬合平面方向に移動するが，萌出の時期は対照側の永久歯より遅れることを示している．

図2-6 後継永久歯の歯根形成がR1/3のように進んだ段階で，先行乳歯を抜去すると，後継永久歯の萌出は対照側よりも早くなることを示している．

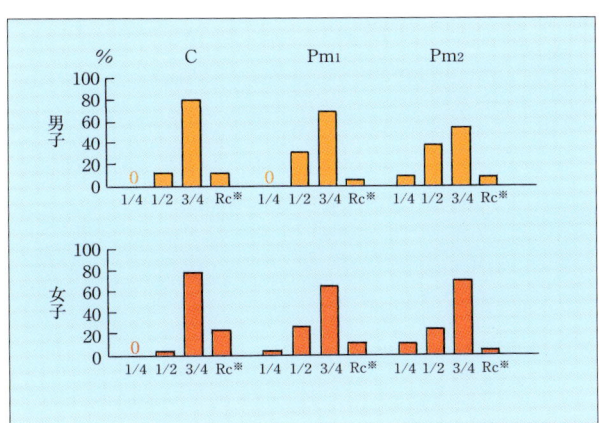

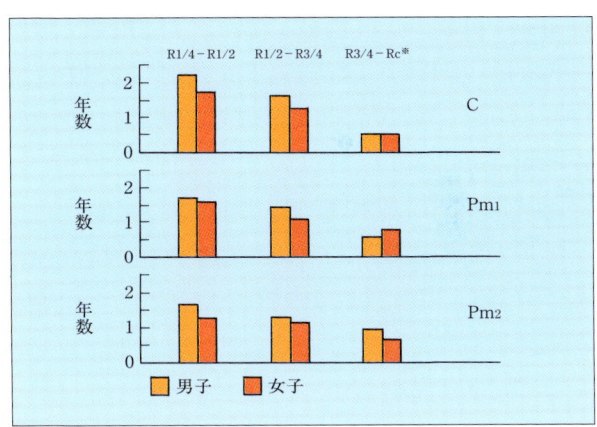

図2-7 犬歯，第一小臼歯，第二小臼歯萌出時の歯根形成量．いずれの歯も歯根形成量がR3/4程度で萌出していることを示している．オレンジ色：男子．赤色：女子．※Rcは歯根完成．

図2-8 犬歯，第一小臼歯，第二小臼歯の歯根形成(1/4量)に要する平均年数．オレンジ色：男子．赤色：女子．※Rcは歯根完成．

しかし，後継永久歯の形成がすでに歯根形成期に入り，歯槽骨縁方向への萌出運動を始めているような時期に先行乳歯を抜去すると，後継永久歯の萌出運動は促進され，口腔内への萌出も早くなることを示した（図2-6）．研究資料に質の差はあるが，Fanningの報告（1962）とPosenの報告（1965）は，いずれも後継永久歯の歯根形成が進んだ段階で先行乳歯を抜去すると，後継永久歯の萌出が促進されることを明らかにしている．

これらの研究結果は，側方歯群の交換をできるだけ短期間に行なうことを勧めている．乳歯側方歯群抜去の原則に従って健全乳歯を抜去する場合に，抜去時期を決定する際の重要な根拠となっている．すなわち，乳歯側方歯群の抜去時期を決定する場合

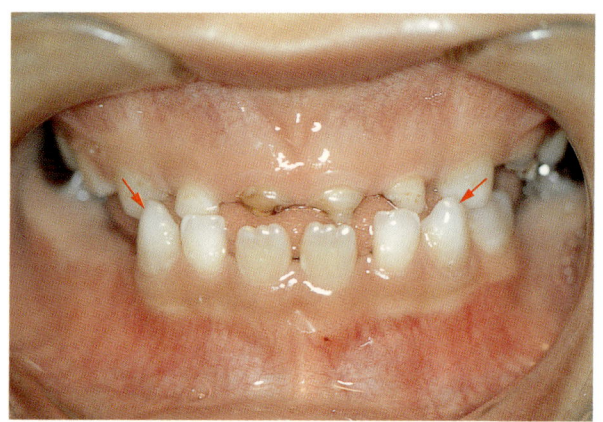
図2-9 舌突き出し癖を伴った反対咬合症例．上下顎両側乳犬歯に早期接触が見られる（矢印）．

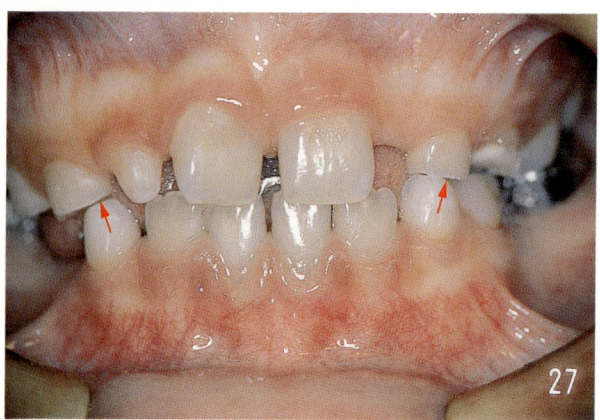
図2-10 固定式のハビットブレーカーの使用と乳犬歯の切縁削整（矢印）によって咬合改善を図った．

には，後継永久歯の形成状態をエックス線写真によって診断することが重要であると指摘している．

事実，乳歯の抜歯をタイミング良く行なうことは，歯質の削整法や連続抜去法とも密接に関連する基本的な臨床手段であるということができる．

なお，Fanningの研究と同じ時期に同じ資料を用いて実施された，永久歯側方歯群の萌出時の歯根形成量と，歯根の形成速度に関するGrøn(1962)の研究結果は，ⅢB期における永久歯側方歯群の萌出時期を予測するのに役立つものである．この時期の歯の形成速度には性差が認められることから，男女別に図示されているのも有用である（図2-7, 8）．

図2-7に示されていうように，側方歯群の永久歯の歯根はいずれも萌出時にR3/4，すなわち歯根全長の3/4程度が形成されていると判断することができる．

例えば，ある女子の患者について，4̄の根尖投影エックス線写真を撮影したとする．その時点で，当該歯の歯根形成量がR1/4程度であったとすれば，図2-8に見られるように女子の第一小臼歯の歯根の形成速度は，R1/4（歯根形成量1/4）からR1/2（歯根形成量1/2）に到達するまでに，約1年かかると判断されるので，その歯の萌出には約1年を要すると予測することができる．

このような判断は，Grønの研究が歯根の完成段階（Rc）までの経年資料によるものであるからこそ，可能になったのであって，この結果にFanningの

研究結果を合わせて，後継永久歯の歯根形成量がR1/4とR1/2の間に先行乳臼歯を適時抜歯すれば，この予測よりも早く，1年以内に後継小臼歯を萌出させることができる．すなわち，乳歯側方歯群抜去の原則に沿った咬合管理計画を立て，咬合調整を実施できることになる．

Ⅲ．歯質の削整法

この章の冒頭に述べたように，乳歯咬合から永久歯咬合への移行期には，上下顎の咬合関係に一過性の不調和が見られるが，時に何らかの手段を講じないと，咬合異常を引き起こす可能性が予測される場合もある．また，すでに咬合異常が見られる小児では，乳歯列期であっても多くの場合，咬合時に早期接触が観察される．

この早期接触は咬合異常を助長し，歯周組織の破壊を招来する因子でもあるので，咬合異常を予防するためにも，咬合異常を改善するためにも，早期の対応が必要である．

歯質の削整法（incisal or proximal trimming）もそのために必要な咬合調整法の一つである．乳歯の歯質削整法には，切縁削整法と隣接面削整法がある．

1．切縁削整法（incisal trimming）

切縁削整法は，乳切歯や乳犬歯の切縁あるいは乳臼歯の咬頭隆線に認められる早期接触に対して適用されるものであって，咬合運動時，とりわけ側方滑

第2章 成長期に実施する咬合調整

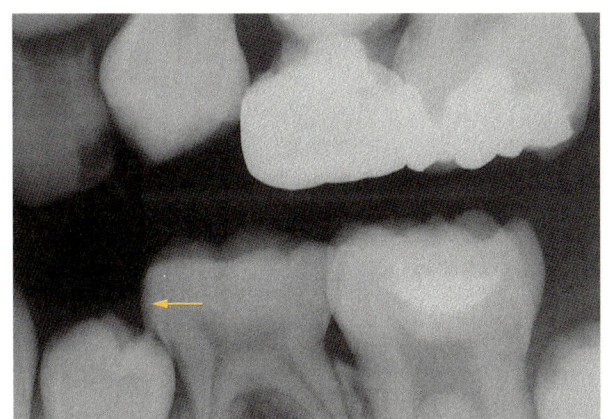

図2-11 第二乳臼歯近心面の削整実施症例(咬翼エックス線写真所見).第一小臼歯の萌出を阻害している第二乳臼歯はまだ交換期に達していない.このまま放置すると,第一小臼歯の萌出によって犬歯の唇側移動が起こるおそれがある(第二大臼歯の歯槽骨内萌出運動が見られることに注意).(大森郁朗:簡明小児歯科学.第4版,医歯薬出版,東京,1996.より転載・改変)

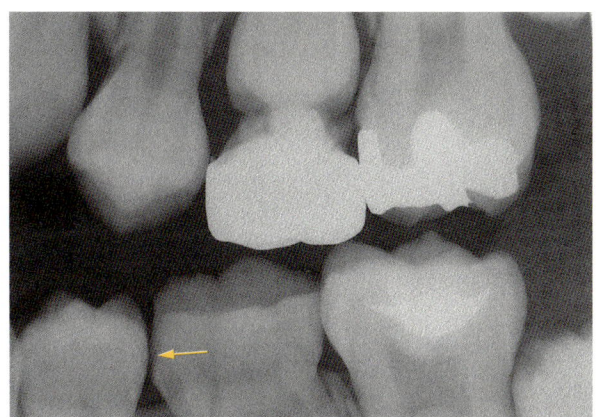

図2-12 第二乳臼歯の近心面削整(矢印)によって,第一小臼歯は正しい位置に萌出した(術後4ヵ月の所見).(大森郁朗:簡明小児歯科学.第4版,医歯薬出版,東京,1996.より転載・改変)

走運動時に早期接触の認められる部分を咬合紙で確認しながら削除して,咬合干渉を取り除き,上下顎の咬合関係の改善を図る方法である.

[症例] 6歳10ヵ月の女子(図2-9,10).
主訴:受け口が気になるので治して欲しい.
口腔内所見など:舌突き出し癖を伴った反対咬合であり,上下顎両側乳犬歯に早期接触が認められる.上顎乳前歯の歯冠崩壊は著しいが,動揺も認められ交換期に達していると判断された.$\overline{1|1}$は舌突き出し癖により唇側に歯軸傾斜を示す(図2-9).
治療方針:舌突き出し癖に対しては,固定式のハビットブレーカーを用いて治療を行なう.上下顎両側乳犬歯に見られる早期接触に対しては,切縁削整法を実施して,咬合干渉を除去する.
9ヵ月後の口腔内所見:固定式ハビットブレーカー(下顎舌側弧線装置の切歯部にフェンスを附属させたもの)の使用と乳犬歯に実施した切縁削整法により咬合改善が見られる(図2-10).口腔習癖と前歯部被蓋については,なお経過を監視する必要がある.

2.隣接面削整法(proximal trimming)

隣接面削整法は前歯部あるいは側方歯群の交換期において,一過性に萌出余地が軽度に不足したために,それを放置すると隣接永久歯の萌出位置に異常を来たすおそれが生じた場合に適用される方法で,萌出余地が不足している永久歯に近接している乳歯の隣接面を削整して,側切歯や小臼歯の萌出余地を拡大する方法である.

すなわち,歯齢ⅡCにおいては,側切歯の萌出時に軽度の萌出余地不足が見られたときに乳犬歯の近心面を削整して側切歯の萌出誘導を行なう.

また,歯齢ⅢBにおいて,下顎の犬歯と第一小臼歯が相次いで萌出する一方,第二乳臼歯が交換期に達していないときには,一過性にこれらの永久歯の萌出余地不足が生じてしまう.このような状態を放置すると,犬歯が第一小臼歯の萌出力に押されて,唇側転位をきたすおそれがあるので,注意が必要である.このような事態に遭遇したときには第二乳臼歯の近心面に隣接面削整法を実施して,咬合調整を行なう.

[症例] 9歳の女子(図2-11,12).
この症例は咬合管理中に小児歯科医が見い出したもので,隣接面削整法の実施が必要な所見である.
口腔内所見:歯齢はⅢBで,下顎左側犬歯と第一小臼歯が相次いで萌出してきた.$\overline{E}$は健全歯であり,骨植は堅固であった.
咬翼エックス線写真所見:萌出してきた$\overline{4}$は萌出余地が不足しており,歯冠の遠心部は$\overline{E}$の近心豊

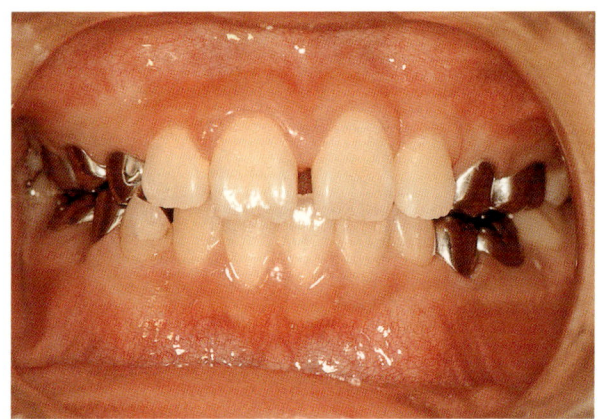 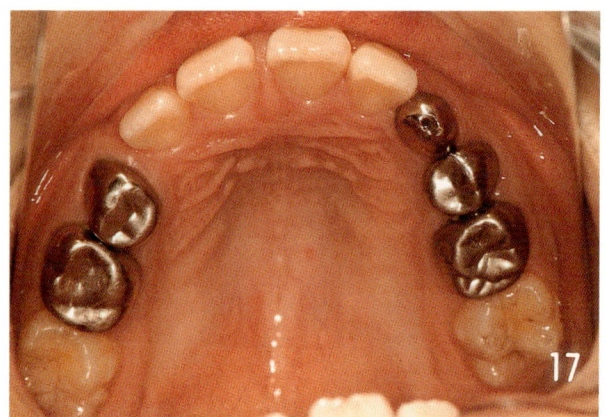

図2-13a,b　ディスクレパンシーケースの自然兆候（1）．乳側切歯脱落時の乳犬歯の自然脱落．a：咬合状態．b：咬合面観．

図2-13a｜図2-13b

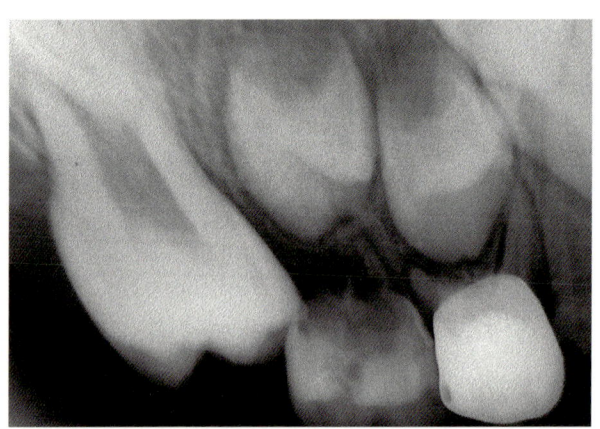 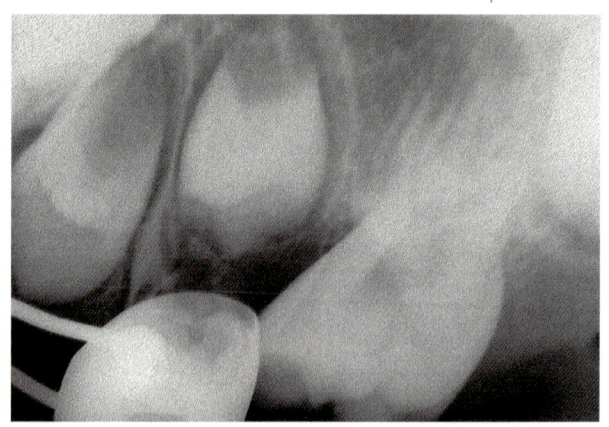

図2-14a,b　ディスクレパンシーケースの自然兆候（2）．上顎第一大臼歯の両側性異所萌出．a：第一大臼歯の萌出が第二乳臼歯の早期脱落の原因となっている．b：同時に見られた反対側第一大臼歯の異所萌出．クラウンループ保隙装置は役立っていない．

図2-14a｜図2-14b

隆部が障害となって，萌出が阻害されていた（図2-11）．
治療方針：E̅ の近心面に隣接面削整法を実施する．
4ヵ月後の咬翼エックス線写真所見：4̅ は正常な位置に萌出している（図2-12）．

Ⅳ．連続抜去法

連続抜去法（serial extraction）は歯槽基底（basal arch）の大きさと歯の成長素材（tooth material）の大きさに著しい不調和が認められる場合に適用される咬合調整法である．

例えば，萌出してくる永久歯の歯冠が著しく大きく，しかも歯胚の先天欠如もなく，永久歯側方歯群の1歯あるいはそれ以上の歯が，将来，歯列弓内に正常な接触関係で配列し得ないと予測された場合や，第二乳臼歯の早期喪失などが原因となって，隣在の第一大臼歯が著しく近心転位してしまい，その遠心移動が困難と判断された場合に，永久歯側方歯群のうちのいずれかの歯を抜去することを前提として，健全乳歯抜去の原則に捉われずに乳歯を順次に抜去して永久歯の萌出誘導を行ない，歯槽基底の大きさと歯の成長素材の大きさを調和させる方法である．

実際に，連続抜去法を適用するかどうかの診断は，歯列模型について上下顎歯列弓上に現存する萌出スペースを評価する空隙分析（space analysis）を実施することも大切である（空隙分析については，第3章保隙の項に述べることとする）．

連続抜去法の適用症例と診断したケースでも，い

第2章 成長期に実施する咬合調整

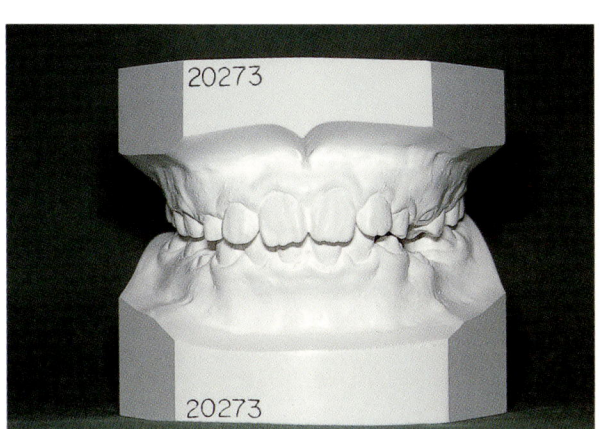
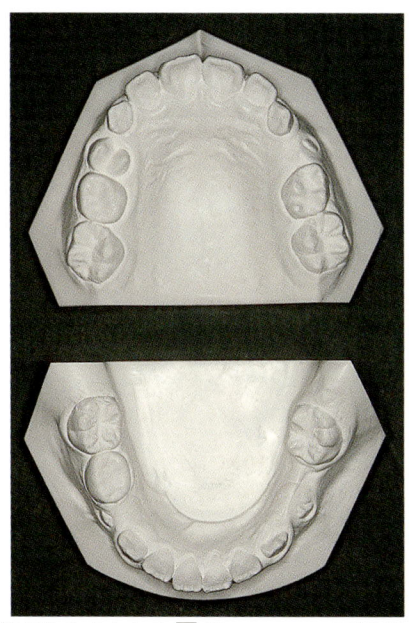

図2-15a, b ［症例1］（9歳5ヵ月の女子）の歯列模型．a：咬合状態．b：咬合面観（早期喪失を来したE̲部のスペース不足が疑われる）．

図2-15a｜図2-15b

表2-3 ［症例1］の混合歯列分析

症例番号 20273　名前 N.T　年令 9歳5ヵ月 ♀
診査・計測日 1982, 11, 4　診査者 _____
模型採得日 1982, 10, 29　指導者 DR. _____
歯　式　6 E 4 3 2 1 ｜ 1 2 3 4 E 6
6 5 4 3 2 1 ｜ 1 2 3 4　 6
歯　齢　ⅢB
咬合関係
前歯部　　Overbite 左 4.0／右 4.1 mm　Overjet 左 3.9／右 4.8 mm
臼歯部　　Angle分類：右 Class Ⅰ　　左 Class Ⅲ
空隙分析
側方歯群比（側方歯群長／M₁歯冠近遠心径）
24.7／11.6 ｜ 24.6／11.7　＝　2.13 ｜ 2.10
22.7／11.1 ｜ 21.1／11.2　　　2.05 ｜ 1.88
Moyers分析
前歯歯冠近遠心径
7.1　8.8 ｜ 8.8　7.1
6.3　5.9 ｜ 5.8　6.3
21 ｜ 12　＝　24.3

	上顎　右	左
実測値：A	26.7	25.5
正常配列の確率	95 %以上	95 %以上
75%予測値：B	23.4	23.4
A－B	3.3	2.1

	下顎　右	左
実測値：A	23.8	22.4
正常配列の確率	85 %以上	50 %
75%予測値：B	23.1	23.1
A－B	0.7	－0.7

その他所見

つ，どの歯を抜去するかということについては，その患児の成長過程を追って検討する必要がある．抜歯の順序も一律に一つの方法に従うことはできない．しかし，一般的には"側切歯の萌出時期に乳側切

歯と乳犬歯を一緒に抜去して，その部位に側切歯を萌出させ，次いで第一小臼歯が歯根形成期に入っていることをエックス線写真で確認したうえで，第一乳臼歯を抜去して，第一小臼歯の萌出促進を図る．第一小臼歯は犬歯の萌出が近い頃に抜去して，その部位に犬歯の萌出を誘導する"という順に抜歯が実施される．

連続抜去法の対象となるのは，前述のように歯槽基底の大きさに比べて，歯の成長素材が大きすぎる，といったように個体に著しいディスクレパンシーが認められるケースである．

しかし，混合歯列期には歯槽基底の成長も認められるので，ⅡCの段階で早々とこの咬合調整法を選択，決定することは必ずしも賢明な判断とはいえない．なぜかというと，ディスクレパンシーケースと判断される症例には，歯槽基底と歯の成長素材の不調和を示唆する，いろいろな現象が歯列や咬合の成長過程に観察されるからであって，連続抜去法を成功させるためには，それらの兆候を見逃さないことも肝要である．

例えば，乳犬歯の早期脱落（premature exfoliation）はディスクレパンシーケースの自然兆候（natural sign）の一つといわれるが，これは乳側切歯が脱落し，側切歯が萌出してくる過程で隣接する乳犬歯の歯根が吸収され，側切歯萌出時に乳犬歯も脱落してしまっているような状態を指している（図2-13a, b）．このような現象は取りも直さず，歯槽基底の大きさに比べて歯の成長素材が大きすぎるために起こる現象と考えられるからである．

第二乳臼歯に異常が見られないにもかかわらず，第一大臼歯の歯槽骨内萌出が第二乳臼歯の歯根吸収を引き起こして，第一大臼歯が近心位に萌出する症例に遭遇することも稀ではない（図2-14a, b）．このような現象を第一大臼歯の異所萌出（ectopic eruption）と呼んでいるが，これもディスクレパンシーを疑わせる兆候である．

7～8歳になると第二大臼歯の歯根形成が開始されるが，この時期から第二大臼歯の歯槽骨内萌出運動を観察していると，比較的早い時期から第二大臼歯の歯胚が第一大臼歯の遠心部近くに移動して，第一大臼歯の遠心根と第二大臼歯の歯冠の間にスペースがないようなケースもある．

このような症例では，第一大臼歯の近心傾斜や近心移動が起こりやすく，しかも近心傾斜や近心移動が起こってしまうと，望ましい位置への遠心移動が困難になりやすいので，咬合管理を成功させるためにも注意深い観察が必要である．

以下に示す2症例には，永久歯の抜去（従来，便宜抜去と呼ばれていた）を行なうべきか否かを判断する際に考える必要がある諸因子が示されている．

[症例1] 9歳5ヵ月の女子（図2-15a, b）．

この症例は E| の早期喪失例である．歯列模型に見られるように，歯齢はⅢBで咬合関係と空隙分析（space analysis）の結果は表2-3に示すとおりである．歯数および歯の形態に異常は見られない．エックス線セファロ写真のトレースとその角度分析の結果は図2-16, 17に示すとおりである．

診断：上下顎歯槽基底の前方発育は不十分なため，上下顎切歯の唇側傾斜が大きく，結果としてインターインサイザルアングル（Interincisal angle）が小さい，両顎切歯前突が認められる．しかし，骨格性因子に関するセファロ分析の結果も合わせて考えてみると，前頭蓋窩と上下顎歯槽基底の前方成長の関連，すなわち，SNAとSNBの値がいずれも1SDを超えて小さいことと，インターインサイザルアングルの値が小さいことは，これらの骨格性因子と歯列性因子がもつマイナスの要素を互いに代償していると考えることができる．

同じことは，下顎の骨格性因子についてもいえることであって，下顎骨の大きな後方回転（GZNが大きい）と小さな顎角（Gonial angle）は互いにマイナスの要素を代償しており，その結果，下顎下縁平面角（Mandibular plane angle）は正常範囲の値を示している．これらの因子の関連が顔貌の審美性を良好にしていると考えることができる．

本症例は骨格性因子である上下顎歯槽基底の前方発育不全を，歯列性因子である上下顎切歯の歯軸傾

第2章　成長期に実施する咬合調整

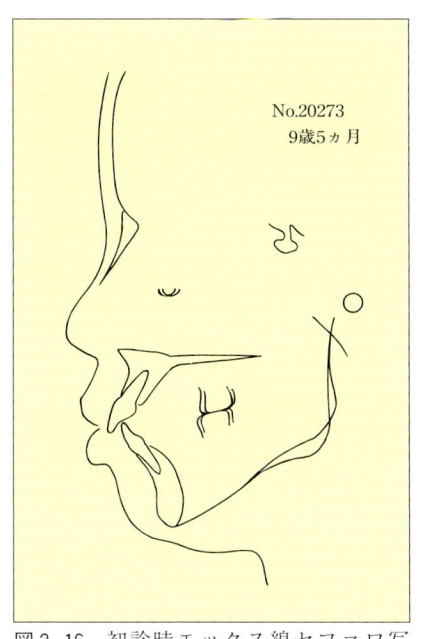

ROENTGEN CEPHALOMETRIC ANALYSIS
（ⅢB　9歳6ヵ月±0.6）

症例番号　20273	Name	N.T	9歳5ヵ月	Dr.
	Mean	S. D.	Patient	
Facial angle	83.14	2.52	83.0	
Convexity	169.68	4.61	171.5	
A－B plane	−6.98	2.27	−6.0	
Mandibular plane	31.98	2.40	29.5	
Y－axis	64.61	2.99	66.0	
Occlusal plane	14.20	3.48	10.0	
Interincisal	124.32	6.85	110.0	
L－1 to Mandibular	93.78	5.94	98.0	
FH to SN	7.28	2.84	11.5	
SNP	76.07	2.79	71.5	
SN－Gn	71.66	2.82	77.5	
SNA	80.91	3.07	76.0	
SNB	76.15	2.84	72.0	
U－1 to FH plane	109.83	5.25	123.0	
U－1 to SN plane	102.75	5.49	111.5	
Gonial angle	129.20	4.65	117.5	
GZN	89.68	3.69	104.0	
Ramus inclination	82.62	5.55	92.5	

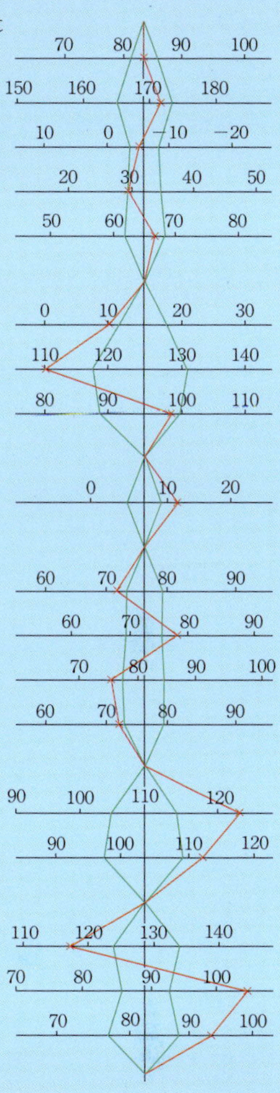

（Standard : by Iizuka）
DEPARTMENT OF PEDIATRIC DENTISTRY TSURUMI UNIVERSITY SCHOOL OF DENTAL MEDICINE

図2-16　初診時エックス線セファロ写真のトレース．

図2-17　セファロ写真トレースの角度分析結果．

斜が代償していると考えられる症例であり，骨格性因子と歯列性因子に補完が認められると診断した．本症例については，空隙分析結果が示す下顎左側第一大臼歯の近心傾斜によるスペース不足を解消するための治療を行なう．

治療方針：スペースリゲーナーによる，下顎左側第一大臼歯の歯軸傾斜の改善を行なう．すなわち，この症例のスペース不足はスペースの回復によって解決されるので，抜歯は行なわない．

図 2 -18a	図 2 -18b
図 2 -18c	

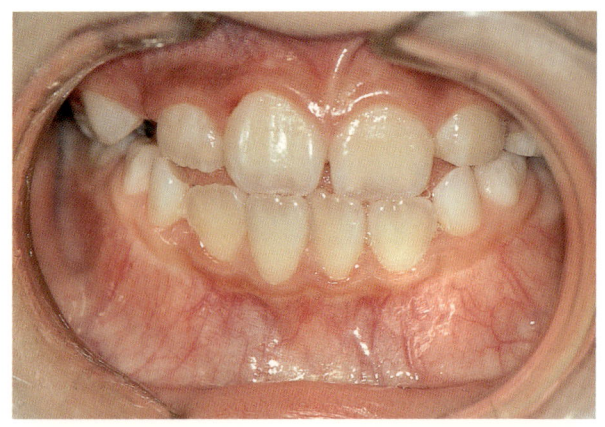

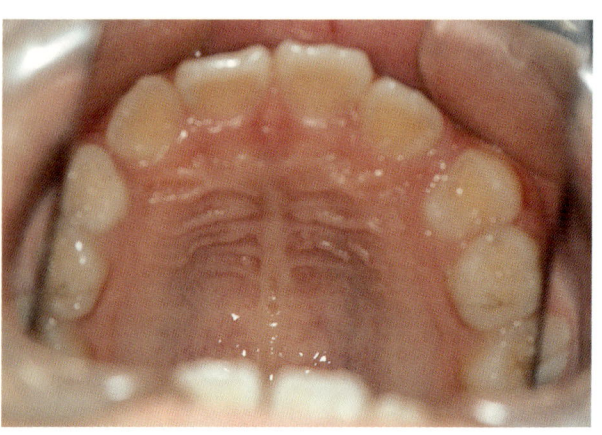

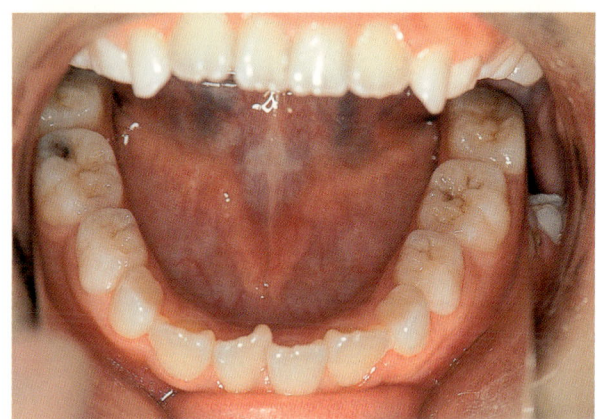

図 2 -18a〜c　[症例 2](8 歳 6 ヵ月の女子)の口腔内所見．a：咬合状態(歯の成長素材が大きい反対咬合と判断される)．b：上顎右側乳犬歯の早期脱落が認められる．c：下顎切歯に軽度の叢生が認められる

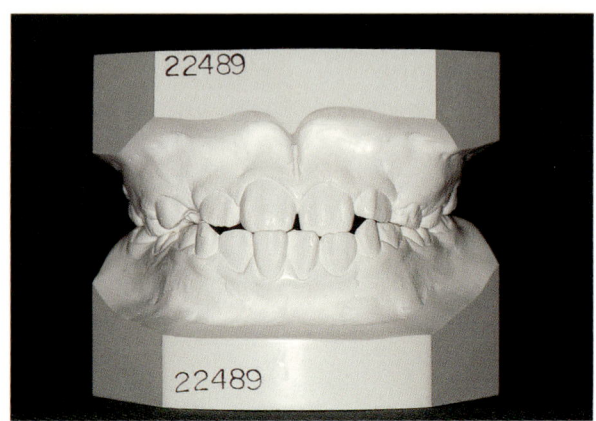

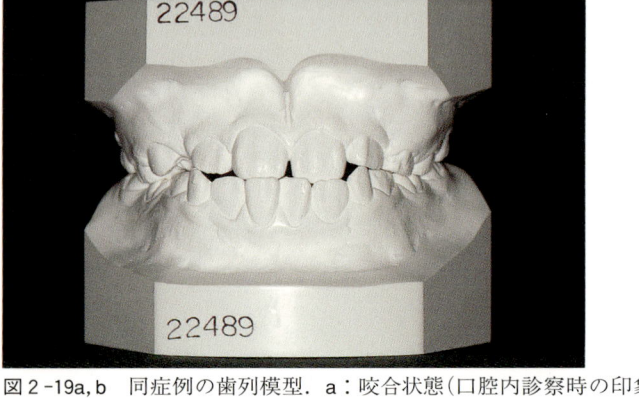

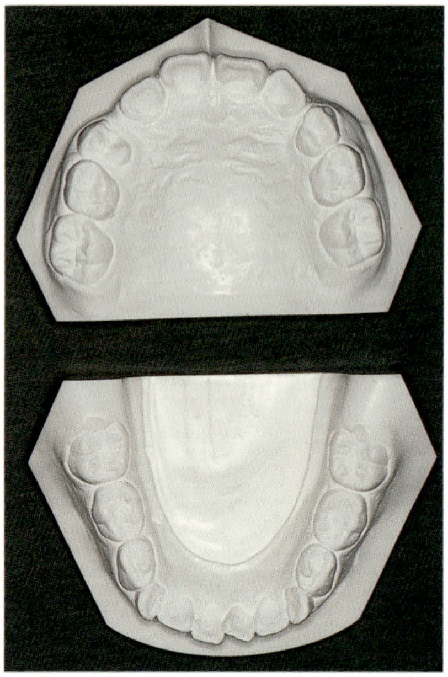

図 2 -19a, b　同症例の歯列模型．a：咬合状態(口腔内診察時の印象を確認した)．b：咬合面観(表 2 - 4 に示すスペース不足は明らかである)．

図 2 -19a	図 2 -19b

[症例 2] 8 歳 6 ヵ月の女子(図 2 -18a〜c, 19a, b)．

初診時の咬合関係は反対咬合である．歯列模型に見られるように，歯齢はⅢBで，上顎歯列には両側乳犬歯の早期喪失(premature exfoliation)が認められる．

下顎前歯部には軽度の叢生が認められる．咬合関

第2章 成長期に実施する咬合調整

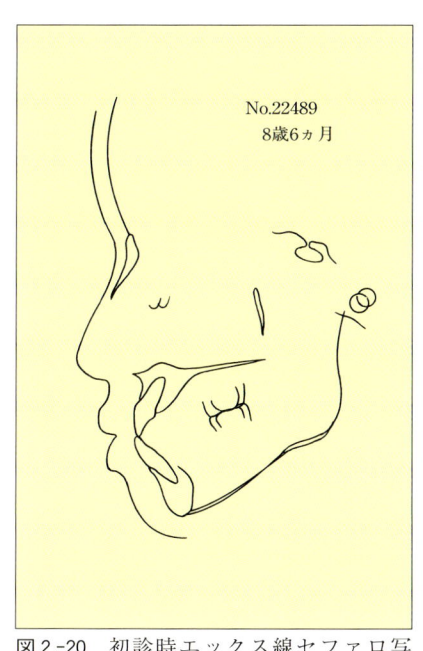

図2-20 初診時エックス線セファロ写真のトレース．

ROENTGEN CEPHALOMETRIC ANALYSIS
（ⅢB　9歳6ヵ月±0.6）

症例番号 22489	Name	M.Y	8歳6ヵ月	Dr.
	Mean	S.D.	Patient	
Facial angle	83.14	2.52	86.5	70 80 90 100
Convexity	169.68	4.61	175.0	150 160 170 180
A−B plane	−6.98	2.27	−2.0	10 0 −10 −20
Mandibular plane	31.98	2.40	24.0	20 30 40 50
Y−axis	64.61	2.99	57.5	50 60 70 80
Occlusal plane	14.20	3.48	13.0	0 10 20 30
Interincisal	124.32	6.85	119.0	110 120 130 140
L−1 to Mandibular	93.78	5.94	101.5	80 90 100 110
FH to SN	7.28	2.84	10.5	0 10 20
SNP	76.07	2.79	76.0	60 70 80 90
SN−Gn	71.66	2.82	68.0	60 70 80 90
SNA	80.91	3.07	78.5	70 80 90 100
SNB	76.15	2.84	76.5	60 70 80 90
U−1 to FH plane	109.83	5.25	115.0	90 100 110 120
U−1 to SN plane	102.75	5.49	104.5	90 100 110 120
Gonial angle	129.20	4.65	121.5	110 120 130 140
GZN	89.68	3.69	93.5	70 80 90 100
Ramus inclination	82.62	5.55	82.5	70 80 90 100

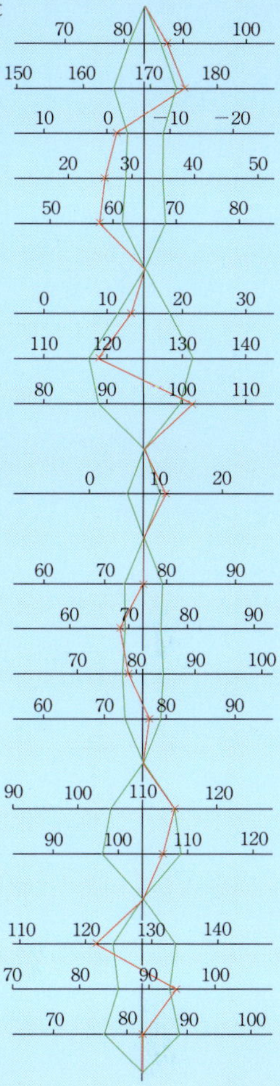

（Standard : by Iizuka）
DEPARTMENT OF PEDIATRIC DENTISTRY TSURUMI UNIVERSITY SCHOOL OF DENTAL MEDICINE

図2-21 セファロ写真トレースの角度分析結果．

係と空隙分析結果は表2-4に示すとおりである．エックス線セファロ写真のトレースとその角度分析の結果は図2-20, 21に示すとおりである．

診断：中顔面部（midface）の軽度の前方発育不全と下顎体が大きいこと，および下顎切歯・下顎下縁平面角（L1 to mandibular plane angle）が大きい，骨格性因子を主因とする反対咬合である．

空隙分析結果から明らかなように，上顎歯列には萌出余地不足（space shortage）が認められるが，下顎歯列には萌出余地不足は認められないように見える．しかし，セファロ分析の結果から明らかなように，これは下顎前歯部の唇側傾斜（L1 to mandibular plane angle）が大きいことによるものである．下顎前歯部の唇側傾斜は本症例の反対咬合の一因でもある．

歯冠近遠心幅径はいずれも大きく，歯槽基底の大きさと調和させるためには，上顎歯列に歯の成長素材（tooth material）の削減（reduction）が必要である．そして，上下顎の咬合関係の改善を図るためには，下顎歯列にも歯の成長素材（tooth material）の削減が

表2-4 [症例2]の混合歯列分析

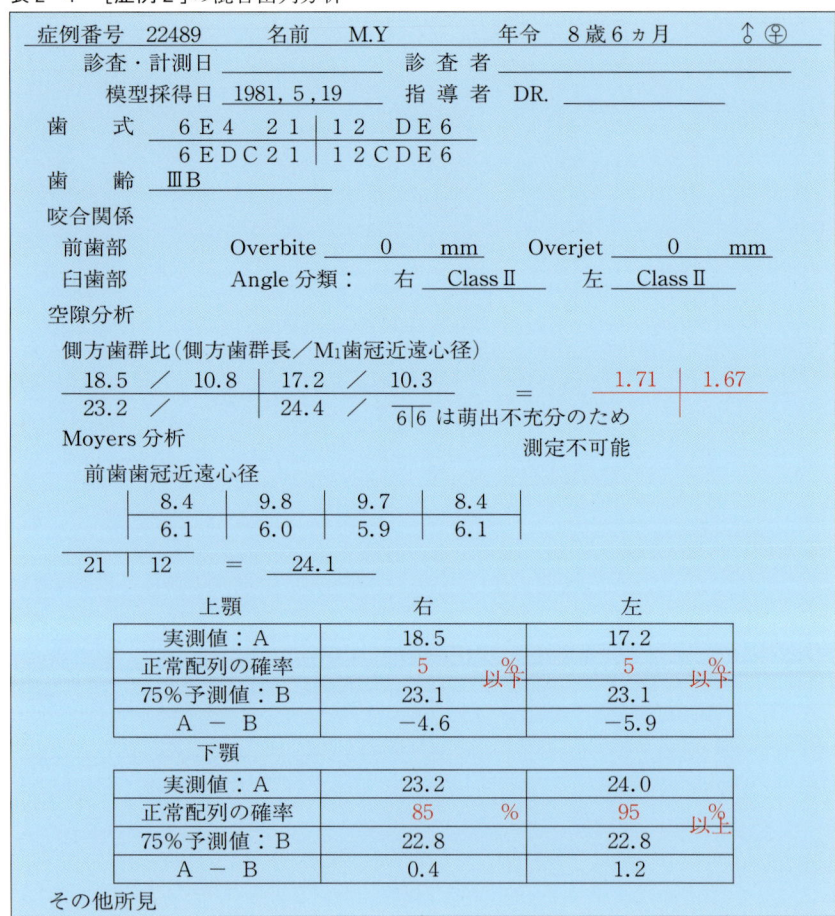

必要であると診断した.
治療方針：上下顎両側の第一小臼歯の抜歯[注1]によりディスクレパンシーを解消する．反対咬合は骨格性因子が関与しているので，整形力(orthopedic force)を用いたチンキャップによる治療を実施する

注1：臨床の現場では，上下顎両側の第一小臼歯4歯を抜去して咬合調整を行なう症例を，略して4 bis extraction case と呼んでいる．

第3章

保 隙

キーワード

空隙分析法，保隙装置，クラウン・ディスタルシュー，クラウン/バンドループ，可撤保隙装置，症例報告

I．空隙分析法

乳臼歯早期喪失症例について，保隙が必要か否かは歯列模型について空隙分析（space analysis）を行なう必要がある．表3-1に示すように，永久歯側方歯群の大きさを歯齢ⅡCないしⅢAの歯列模型やエックス線写真などから予測する方法が報告されているが，小児歯科臨床で最もよく用いられているのはMoyersの予測法（1969）である．

これは歯列模型の下顎中・側切歯4歯の歯冠近遠心幅径の総和から上下顎側方歯群の大きさを表3-2-a, bに示す確率表から求めるものである．

例えば，下顎中・側切歯4歯の総和が22.2mmであったとすると，下顎側方歯群の歯冠近遠心幅径の和は95％（パーセンタイル）レベルで22.6mmであり，5％レベルでは19.2mmと予測される．

このことは，人種を問わず，下顎中・側切歯の歯冠近遠心幅径の和が22.2mmのものは，下顎側方歯群配列のための空隙が22.6mmあれば100人中95人で正常な配列が予測されるが，空隙が19.2mmでは5人しか正常な配列が期待されないことを意味している．いずれにしても予測値であるので，実際に臨床の場で利用されているのは75％（パーセンタイル）値であり，21.6mmの萌出余地があれば良しとする．

小野（1960）は日本人小児男子73例，女子73例の永久歯列模型を対象にして，永久切歯4歯の歯冠近遠心幅径の総和と永久歯側方歯群の総和の相関を求めた．回帰方程式Xに切歯の値を代入して，側方歯群の予測値Yを求めるもので，男女別，上下顎別の予

表3-1 永久歯側方歯群の空隙予測法

1．エックス線写真像による方法 　Cohen（1959） 　Moorrees and Reed（1964）
2．既萌出歯の大きさから推定する方法 　Seipel（1946） 　Ballard and Wylie（1947） 　Moyers（1969） 　Tanaka and Johnston（1974） 　Ono（1960） 　Ohmori et al.（1968）
3．既萌出歯の大きさとエックス線写真像を併用する方法 　Hixon and Oldfather（1958） 　Stähle（1959） 　Zilberman et al.（1977） 　Staley and Hoag（1978）

表3-2a 上顎側方歯群予測確率表

PROBABILITY CHART FOR PREDICTING THE SUM OF THE WIDTHS OF 345 FROM $\overline{21/12}$

Σ21/12=	19.5	20.0	20.5	21.0	21.5	22.0	22.5	23.0	23.5	24.0	24.5	25.0	25.5	26.0	26.5	27.0	27.5	28.0	28.5	29.0
95%	21.6	21.8	22.1	22.4	22.7	22.9	23.2	23.5	23.8	24.0	24.3	24.6	24.9	25.1	25.4	25.7	26.0	26.2	26.5	26.7
85%	21.0	21.3	21.5	21.8	22.1	22.4	22.6	22.9	23.2	23.5	23.7	24.0	24.3	24.6	24.8	25.1	25.4	25.7	25.9	26.2
75%	20.6	20.9	21.2	21.5	21.8	22.0	22.3	22.6	22.9	23.1	23.3	23.7	24.0	24.2	24.5	24.8	25.0	25.3	25.6	25.9
65%	20.4	20.6	20.9	21.2	21.5	21.8	22.0	22.3	22.6	22.8	23.1	23.4	23.7	24.0	24.2	24.5	24.8	25.1	25.3	25.6
50%	20.0	20.3	20.6	20.8	21.1	21.4	21.7	21.9	22.2	22.5	22.8	23.0	23.3	23.6	23.9	24.1	24.4	24.7	25.0	25.3
35%	19.6	19.9	20.2	20.5	20.8	21.0	21.3	21.6	21.9	21.1	22.4	22.7	23.0	23.2	23.5	23.8	24.1	24.3	24.6	24.9
25%	19.4	19.7	19.9	20.2	20.5	20.8	21.0	21.3	21.6	21.9	22.1	22.4	22.7	23.0	23.2	23.5	23.8	24.1	24.3	24.6
15%	19.0	19.3	19.6	19.9	20.2	20.4	20.7	21.0	21.3	21.5	21.8	22.1	22.4	22.6	22.9	23.2	23.4	23.7	24.0	24.3
5%	18.5	18.8	19.0	19.3	19.6	19.9	20.1	20.4	20.7	21.0	21.2	21.5	21.8	22.1	22.3	22.6	22.9	23.2	23.4	23.7

(Moyers, 1969. より引用)

表3-2b 下顎側方歯群予測確率表

PROBABILITY CHART FOR PREDICTING THE SUM OF THE WIDTHS OF 345 FROM $\overline{21/12}$

Σ21/12=	19.5	20.0	20.5	21.0	21.5	22.0	22.5	23.0	23.5	24.0	24.5	25.0	25.5	26.0	26.5	27.0	27.5	28.0	28.5	29.0
95%	21.1	21.4	21.7	22.0	22.3	22.6	22.9	23.2	23.5	23.8	24.1	24.4	24.7	25.0	25.3	25.6	25.8	26.1	26.4	26.7
85%	20.5	20.8	21.1	21.4	21.7	22.0	22.3	22.6	22.9	23.2	23.5	23.8	24.0	24.3	24.6	24.9	25.2	25.5	25.8	26.1
75%	20.1	20.4	20.7	21.0	21.3	21.6	21.9	22.2	22.5	22.8	23.1	23.4	23.7	24.0	24.3	24.6	24.8	25.1	25.4	25.7
65%	19.8	20.1	20.4	20.7	21.0	21.3	21.6	21.9	22.2	22.5	22.8	23.1	23.4	23.7	24.0	24.3	24.6	24.8	25.1	25.4
50%	19.4	19.7	20.0	20.3	20.6	20.9	21.2	21.5	21.8	22.1	22.4	22.7	23.0	23.3	23.6	23.9	24.2	24.5	24.7	25.0
35%	19.0	19.3	19.6	19.9	20.2	20.5	20.8	21.1	21.4	21.7	22.0	22.3	22.6	22.9	23.2	23.5	23.8	24.0	24.3	24.6
25%	18.7	19.0	19.3	19.6	19.9	20.2	20.5	20.8	21.1	21.4	21.7	22.0	22.3	22.6	22.9	23.2	23.5	23.8	24.1	24.4
15%	18.4	18.7	19.0	19.3	19.6	19.8	20.1	20.4	20.7	21.0	21.3	21.6	21.9	22.2	22.5	22.8	23.1	23.4	23.7	24.0
5%	17.7	18.0	18.3	18.6	18.9	19.2	19.5	19.8	20.1	20.4	20.7	21.0	21.3	21.6	21.9	22.2	22.5	22.8	23.1	23.4

(Moyers, 1969. より引用)

表3-3 永久前歯(X)側方歯群(Y)を推定する回帰方程式

上顎　　　　δ/2
♂　Y=0.389X+10.28　±0.58 (mm)
♀　Y=0.421X+9.03　±0.61

下顎
♂　Y=0.523X+9.73　±0.50
♀　Y=0.548X+8.52　±0.56

下顎前歯(X)から上顎側方歯群(Y)を推定する式
♂　Y=0.534X+10.21　±0.58
♀　Y=0.573X+9.02　±0.61
δ/2=推定値の許容誤差範囲

(小野, 1960. より引用)

表3-4 側方歯群長簡易予測法

上顎側方歯群=(下顎切歯幅径の総和)×1/2+11.0 (mm)

下顎側方歯群=(下顎切歯幅径の総和)×1/2+10.5 (mm)

(Tanaka and Johnston, 1974. より引用)

測を可能にしている(表3-3).簡易予測法としては，Tanaka and Johnstonの方法(1971)がある(表3-4).

表3-5は著者ら(1968)が，側方歯群の正常な配列を獲得した日本人小児12人92個の経年資料である歯列模型について，第一大臼歯の近遠心幅径と側方歯群長の比を求めて，その成長変化をⅡCないしⅢAまで遡って，回顧的に調べた結果を纏めたものである．これらの数値から判断すれば，ⅡAないしⅢA期で上下顎側方歯群比がそれぞれ2.22±0.17，2.12±0.40の範囲であれば，ⅢC期に側方歯群の正常な配列が予測される(図3-1).

第3章 保隙

表3-5 側方歯群比から側方歯群長を予測する方法

症例番号	計測模型数	上顎側方歯群比(平均値) ⅡC&ⅢA	ⅢB	ⅢC	下顎側方歯群比(平均値) ⅡC&ⅢA	ⅢB	ⅢC
No. 3	8	2.34	2.36		2.00	2.01	
4	8	2.22	2.22	2.23	2.17	2.09	2.04
5	7	2.20	2.15		2.01	1.88	
6	9	2.16	2.12		2.09	2.02	
11	6	2.44	2.52		2.40	2.52	
12	7	2.14	2.14		2.02	1.96	
15	8	2.24	2.17		2.00	1.95	1.83
16	12	2.07	1.88	1.97	2.19	2.17	1.99
18	7	2.23	2.23		2.09	1.97	1.95
20	10	2.18	2.21	2.12	2.03	2.03	1.89
27	5	2.43	2.28		2.33	2.36	
29	5	2.23	2.22		2.29	2.26	2.22
総平均値±1SD		2.22 ±0.17	2.16 ±0.09	2.11 ±0.07	2.12 ±0.40	2.08 ±0.15	1.99 ±0.16

$$側方歯群比 = \frac{側方歯群長}{M_1の歯冠幅}$$

正常咬合を有する日本人小児の側方歯群比は下記の範囲にある．

$$2.4 \geq 側方歯群比 \geq 1.9$$

(大森ほか, 1968.より引用・改変)

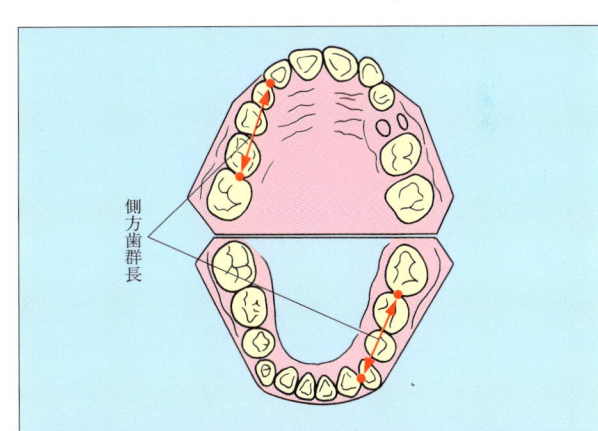

図3-1 側方歯群長の計測法．

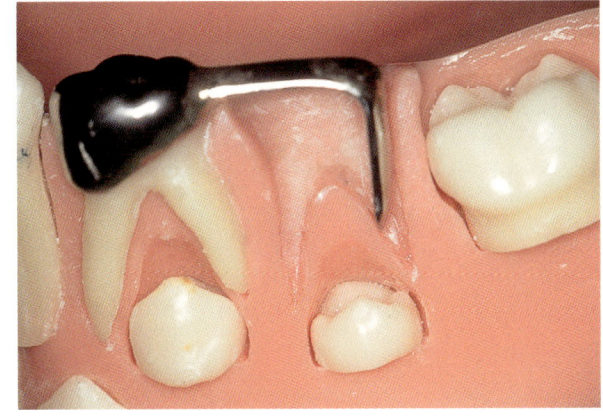

図3-2 クラウン・ディスタルシュー保隙装置(大森郁朗：簡明小児歯科学．第4版，医歯薬出版，東京，1996.より転載)．

Ⅱ．保隙装置の種類

　幸いにして，近時，保隙装置を必要とするような子ども達に遭遇する機会は少なくなったが，保隙装置の種類について症例を挙げて図説するならば以下のとおりである．

1．クラウン・ディスタルシュー保隙装置

　この保隙装置は(図3-2)ⅡAすなわち，第一大臼歯の萌出前に第二乳臼歯を喪失した症例に適用されるもので，第二乳臼歯の後継歯である第二小臼歯の萌出スペースを確保しながら，第一大臼歯の歯槽骨内萌出運動を誘導する機能をもっている．

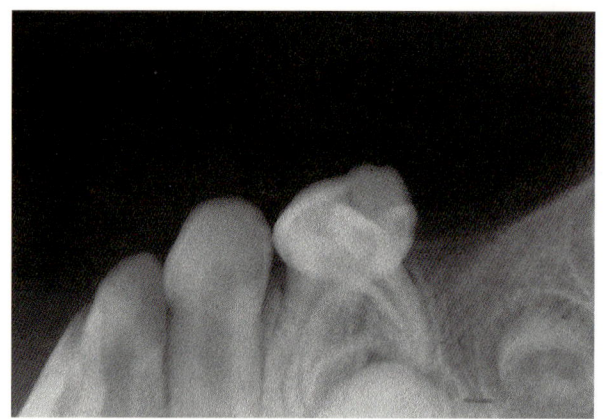
図3-3a ［症例1］初診時エックス線写真所見.

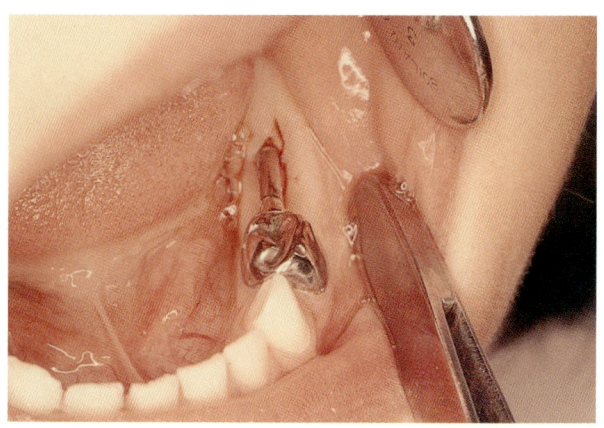
図3-3b クラウン・デンタルシュー保隙装置装着時.

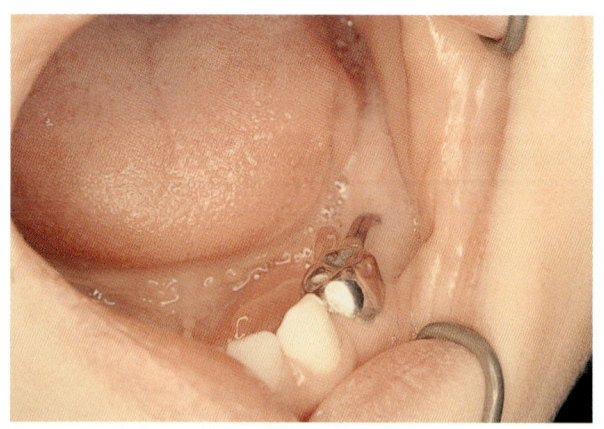
図3-3c 術後3ヵ月の口腔内所見.

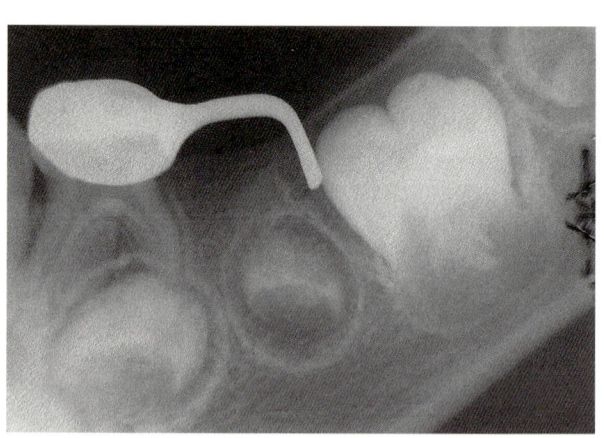
図3-3d 術後3ヵ月のエックス線写真所見.

図3-3a	図3-3b
図3-3c	図3-3d
図3-3e	

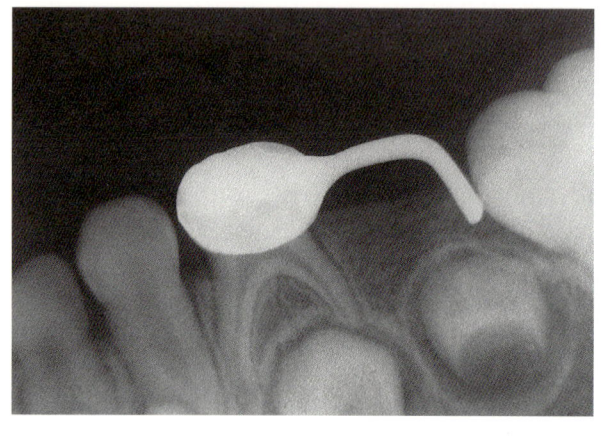

図3-3e 術後1年のエックス線写真所見.

［症例1］

　1965年にクラウン・ディスタルシュー保隙装置を装着した初診時4歳0ヵ月の女児の症例で，E|の早期喪失例である（図3-3a〜e）．

［症例2］

　1972年に経験した初診時4歳0ヵ月の女児の症例である．E|は残根状態で抜歯の適応症と診断した（図3-4a）．このままの状態で支台歯となるD|に

第3章　保隙

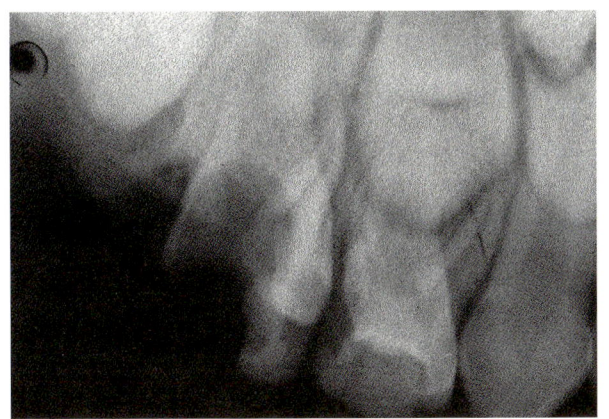

図3-4a　[症例2]初診時エックス線写真所見.

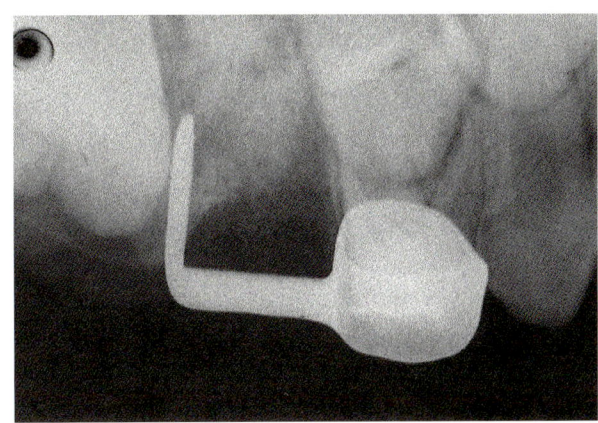

図3-4b　クラウン・ディスタルシュー保隙装置装着時エックス線写真所見.

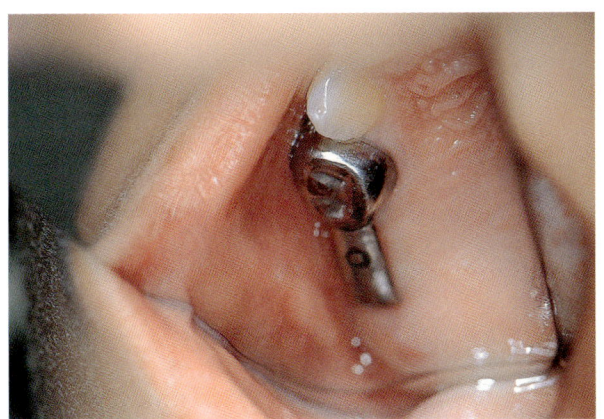

図3-4c　術後1年5ヵ月の口腔内所見.

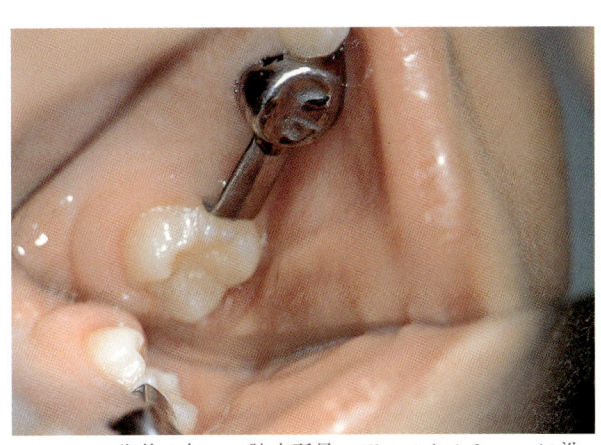

図3-4d　術後2年の口腔内所見.ディスタルシューに沿って 6| が萌出誘導されている.

図3-4a	図3-4b
図3-4c	図3-4d
	図3-4e

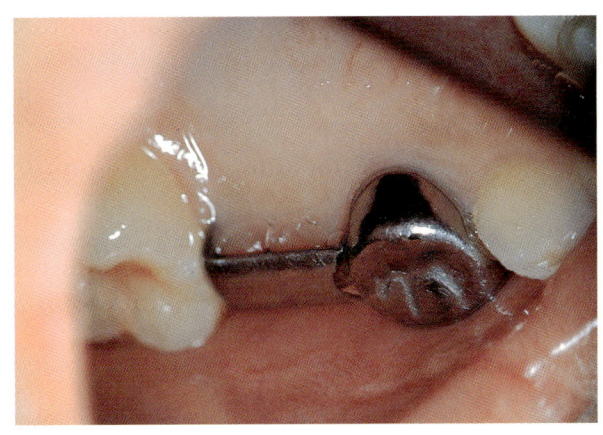

図3-4e　術後3年の口腔内所見.

FC断髄を施した後,歯冠形成を行なう.乳歯冠を適合させた状態で印象採得を行ない,歯列模型上でディスタルシューの挿入部を形成して,装置を作製する. E| はクラウン・ディスタルシュー保隙装置の試適に先立って抜歯して,同じ日に装置を装着する.術後3ヵ月ごとの定期診査を続ける(図3-4a〜e).

33

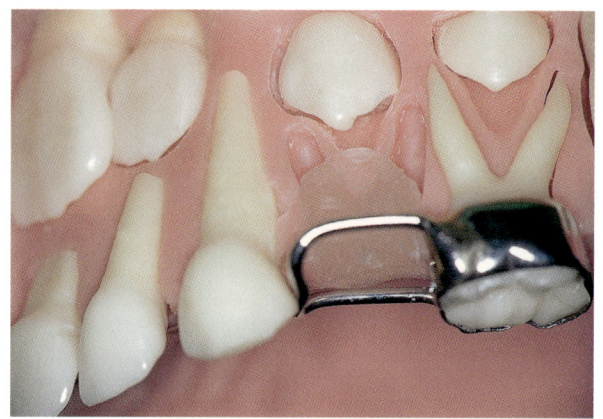
図3-5a　クラウン・ループ保隙装置.

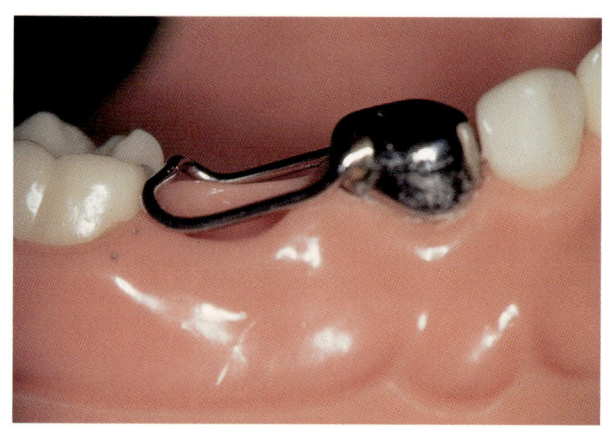
図3-5b　バンド・ループ保隙装置(大森郁朗：簡明小児歯科学. 第4版, 医歯薬出版, 東京, 1996.より転載).

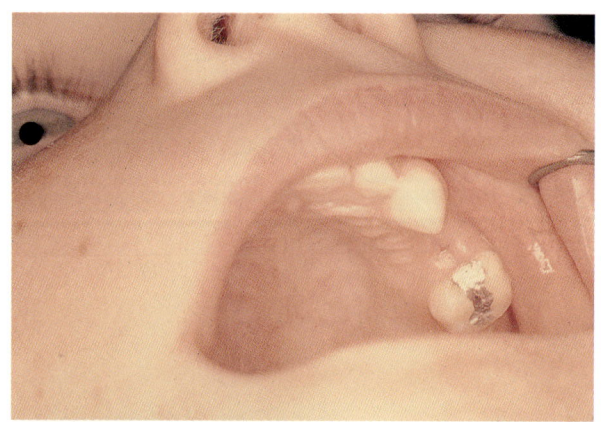

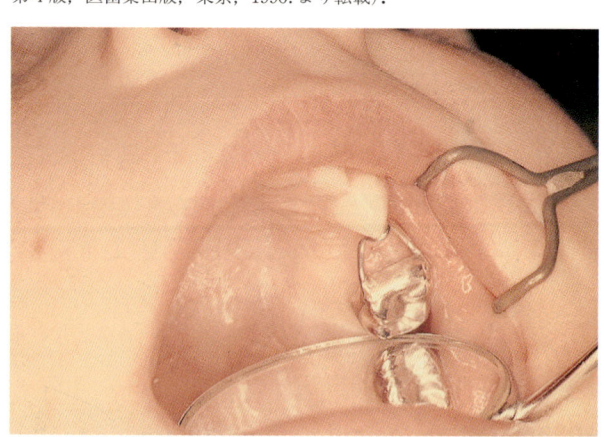

図3-6a	図3-6b
図3-6c	図3-6d

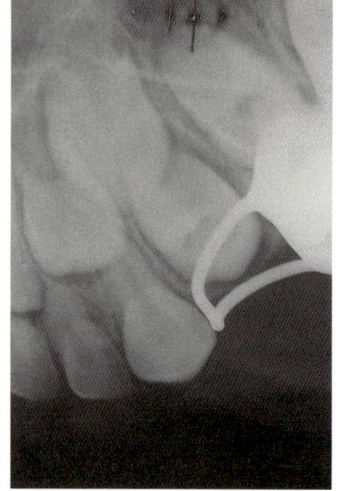

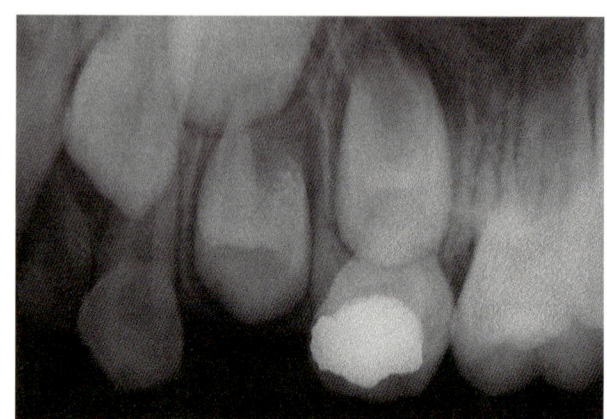

図3-6a～d　[症例1] 5歳8ヵ月の女児の口腔内所見で, |D 1歯のみを早期に喪失しており, クラウン・ループ適応症例である (図3-6a). 装着時所見(図3-6b). 術後3ヵ月所見(図3-6c). 撤去時所見で, 術後4年2ヵ月 |4 が萌出した(図3-6d).

2．クラウン/バンド・ループ保隙装置

　この保隙装置は(図3-5a,b) ⅡAに第一乳臼歯1歯を喪失したケース, あるいはⅡCないしⅢAに第二乳臼歯1歯を喪失したケースに適用されるもので, 隣在乳臼歯にループ付きのクラウンあるいはバンドを装着して, それぞれの後継歯の萌出スペースを確保する装置である.

[症例1]

　5歳8ヵ月の女児で1965年に経験した症例である (図3-6a～d).

第3章　保隙

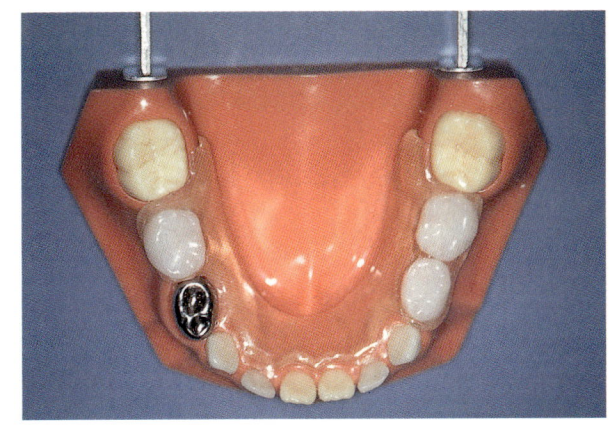

図3-7　可撤保隙装置．E|DE の早期喪失を想定した可撤装置であり，歯冠部には乳歯用レジン歯を排列し，床用レジンには透明の即時重合レジンが用いられている（大森郁朗：簡明小児歯科学．第4版，医歯薬出版，東京，1996．より転載）．

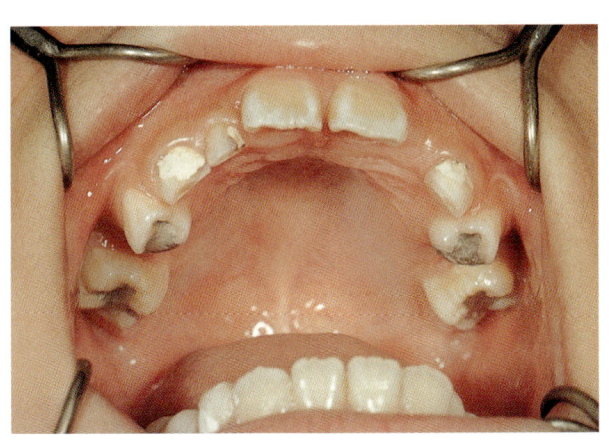

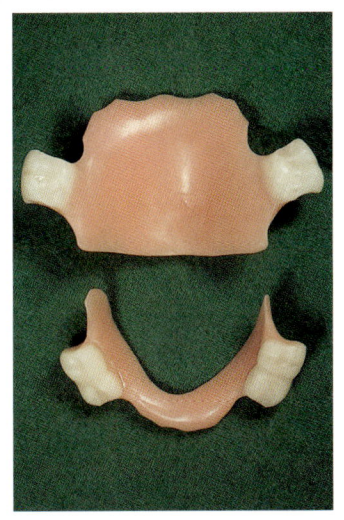

図3-8a	図3-8b
図3-8c	図3-8d

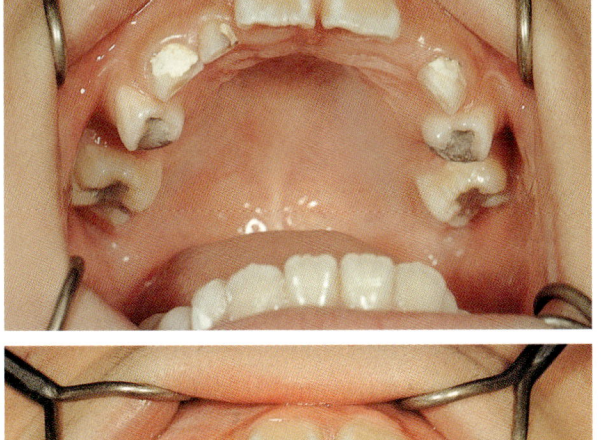

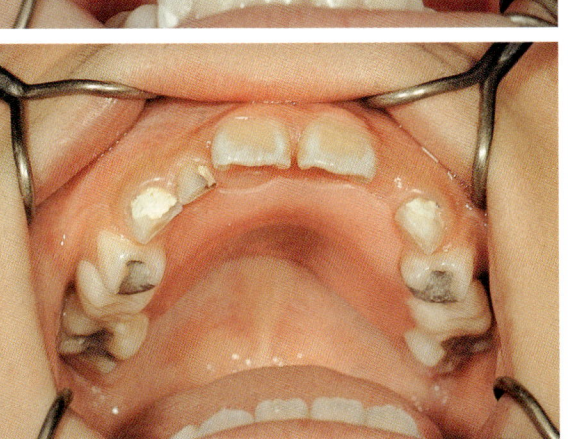

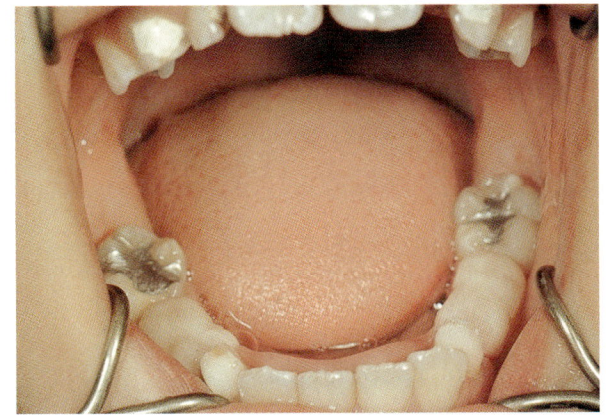

図3-8a～d　［症例1］1950～60年代には，日本の小児の歯は，乳前歯はもとより，多くの乳臼歯が両側性に残根化していて，可撤保隙装置の適応症例が多かった．この症例は著者が1957年に経験した小児で，当時は乳歯用レジン歯も市販されておらず，歯冠色レジンを盛り上げて装置を作製した．

3．可撤保隙装置（図3-7）

　上記二種の保隙装置はいずれも1歯分の保隙に有効であるが，両側性あるいは片側性に2歯以上の乳歯を喪失した場合には可撤保隙装置が用いられる．
　複数後継歯の保隙とともに咀嚼機能を回復できるが，取り外しができるために，装置を破損したり紛失したりする欠点もある．前歯部の早期喪失ケースでは発音機能や審美性を改善する．俗に"子どもの入れ歯"と呼ばれるものである．

［症例1］
　7歳の男子．1957年に経験した症例で，著者が筆積み法で作製した初期の可撤保隙装置の1例である（図3-8a～d）．床の外形は萌出中の永久歯舌側歯

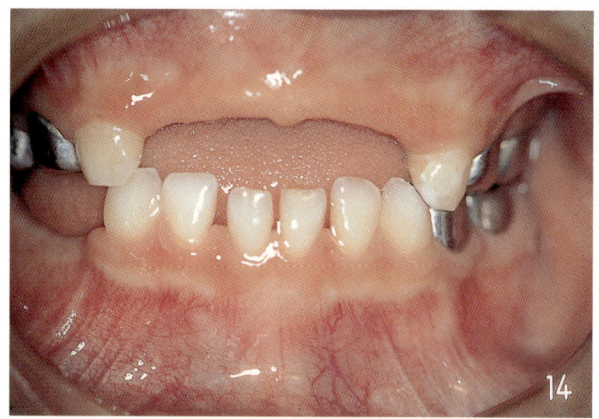
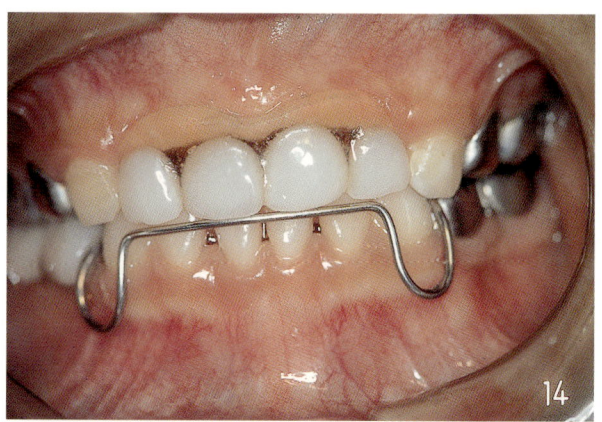
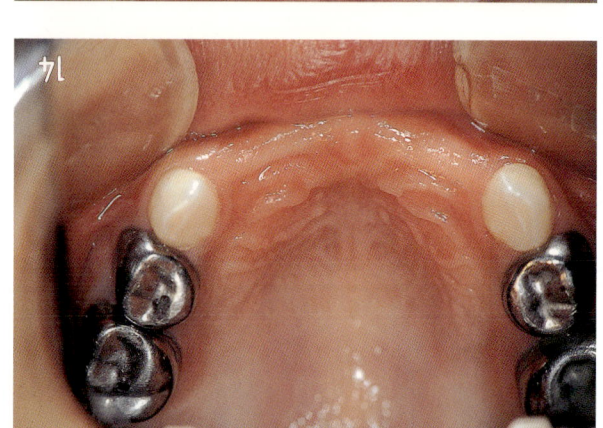
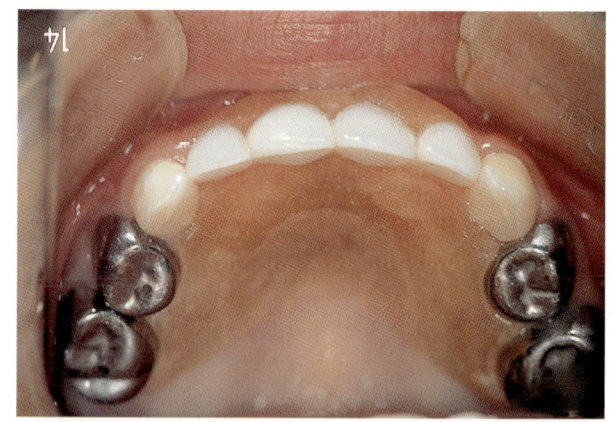
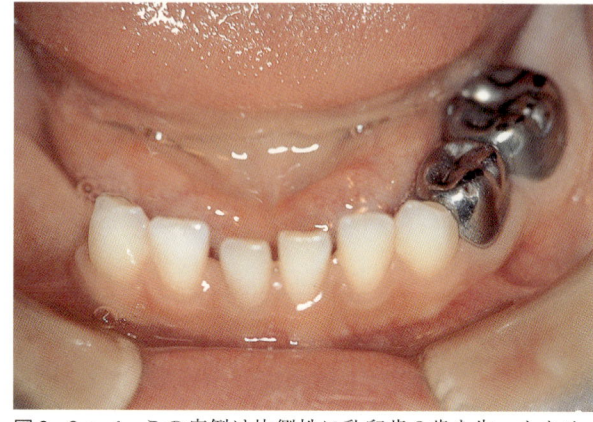
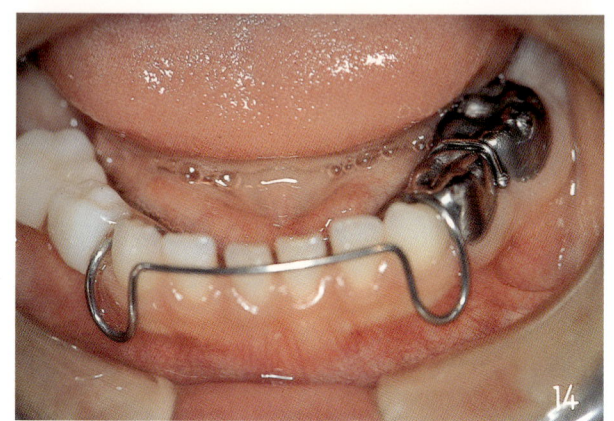

図3-9a〜f　この症例は片側性に乳臼歯2歯を失ったため，可撤保隙装置に0.8mmのワイヤーで作製したレビアルボーと，補足的にボールクラスプを維持装置として用いたものである．上顎乳前歯4歯の機能回復にも可撤装置が用いられている．

図3-9a	図3-9b
図3-9c	図3-9d
図3-9e	図3-9f

頸部に接しないようにすること，唇頬側の外形は大きくしないこと，乳犬歯にはクラスプを設定しないことなどの配慮がなされている．これらの配慮は現在でも必要である．

［症例2］

　5歳の男児．1973年に経験した症例で，下顎の保隙装置には0.8mmのレビアルボー(labial bow)が用いられているが，これは装置の維持と破損防止に有効である．1970年代の小児に対する齲蝕治療の実態が見られる（図3-9a〜f）．

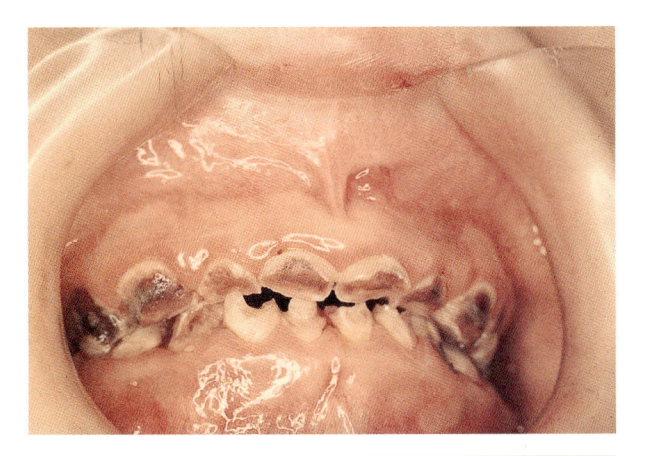

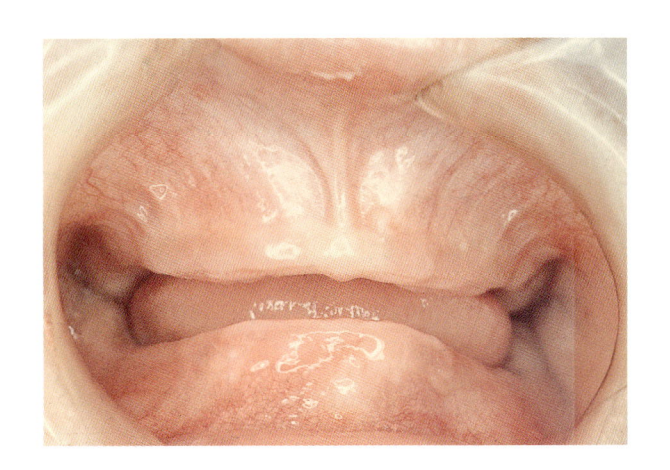

第3章　保隙

図3-10a	図3-10b
図3-10c	図3-10d
	図3-10e

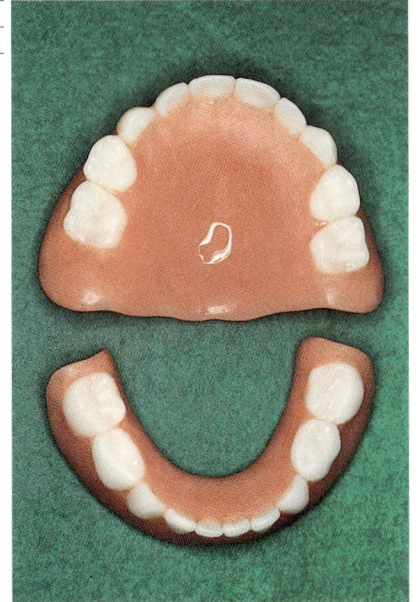

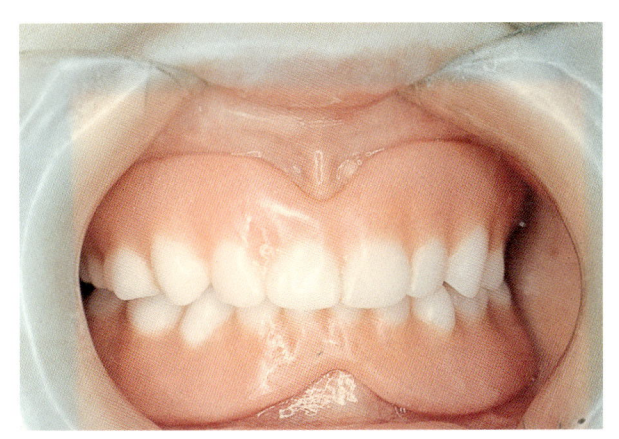

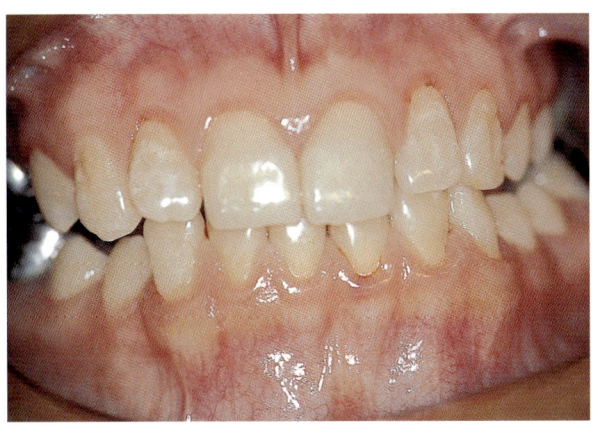

図3-10a～e　[症例3]軽度心身障害児(4歳10ヵ月児)に見られた広範性齲蝕(rampant caries)(図3-10a)．診断の結果は乳歯20歯が抜歯の対象となった．全身麻酔下に全乳歯を抜去し，抜歯創が治癒した状態(5歳3ヵ月)(図3-10b)．装着した上下顎総義歯(図3-10c)．装着時年齢(5歳7ヵ月)(図3-10d)．総義歯装着後8年6ヵ月．永久歯が生え揃い，義歯は不要となった．理想的な咬合状態とはいえないが，永久歯咬合は"acceptable"と判断された(図3-10e)．

[症例3]

　4歳10ヵ月の女児．1966年に経験した症例で，軽度の心身障害が見られた，広範性齲蝕(rampant caries)の症例である．この症例は全身麻酔下に20本の乳歯を一挙に抜去，歯槽骨整形を行ない，抜歯窩は縫合した．歯槽部歯肉の回復後に，上下顎に総義歯を設計，装着した．初診時所見4歳10ヵ月，総義歯装着時所見5歳3ヵ月であり，それから咬合管理を続け，8年6ヵ月後に咬合管理を終了した(図3-10a～e)．

第4章

永久歯の萌出誘導

キーワード

萌出誘導装置，スペースリゲーナー，
バイトプレート，エクスパンションスクリュー，症例報告

　第2章で述べた種々な咬合調整法も永久歯の萌出誘導に関連した咬合管理法であるが，この章では，口腔内装置を利用した永久歯の萌出誘導法について，症例を挙げて図説する．

　混合歯列期に永久歯の萌出誘導を行なうときの利点とされ，また十分に活用することが望まれる条件は，誘導の対象とする永久歯が萌出中であることである．

　歯が萌出途中であるということは，その歯の安静空隙（freeway space）が大きく，歯の可動性も大きいことを意味している．

I．種々な萌出誘導装置
［症例1］

　著者が7歳5ヵ月の女子を対象に，1960年代に作製した萌出誘導装置である（図4-2a,b）．齲蝕治療に追われるなかで作製したもので，出来栄えは褒められたものではないが，機能的には図4-1に示すように萌出中の歯に加わる作用力は0.5mm弾線の小さな，しかし持続的な力と，萌出力の大きな力の

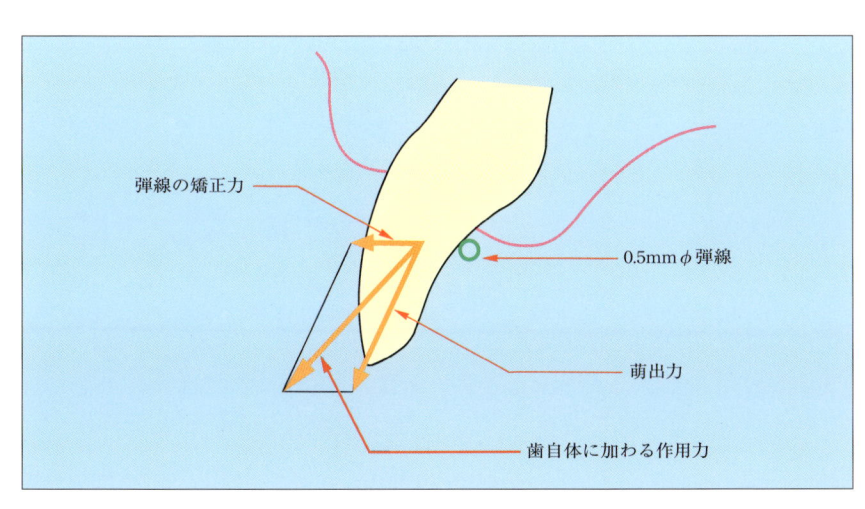

図4-1　早期萌出誘導の利点．

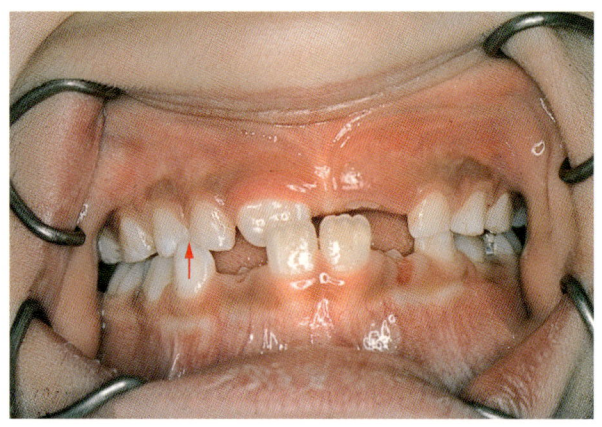

図4-2a [症例1] 7歳5ヵ月の女子．初診時咬合所見．上下顎中切歯の咬合関係とともに，乳犬歯部の早期接触に注意する（矢印）．

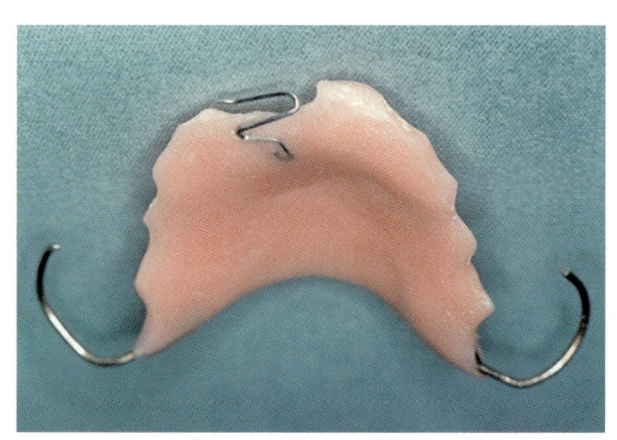

図4-2b この症例に用いた萌出誘導装置．

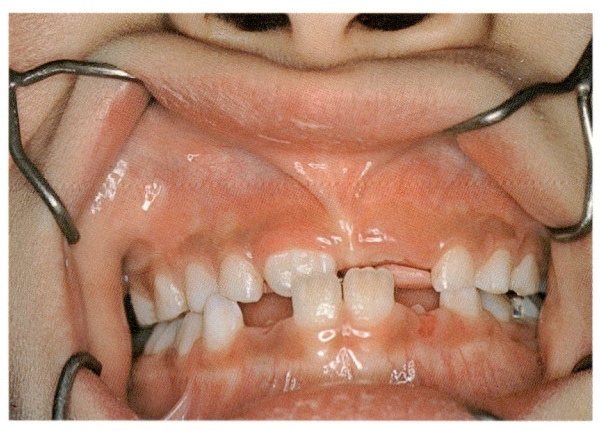

図4-2c 装着時所見．

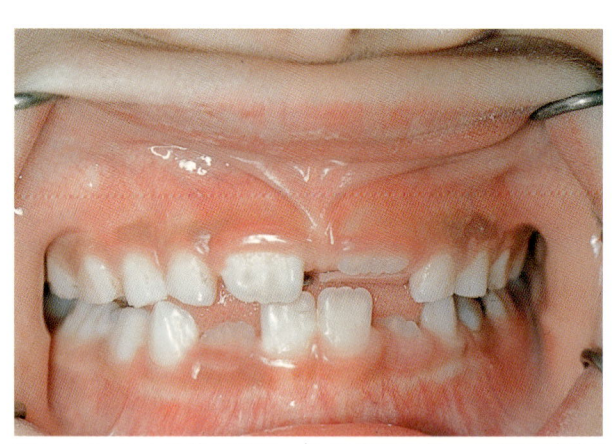

図4-2d 3ヵ月後の所見．|1は床縁に沿って萌出誘導されている．

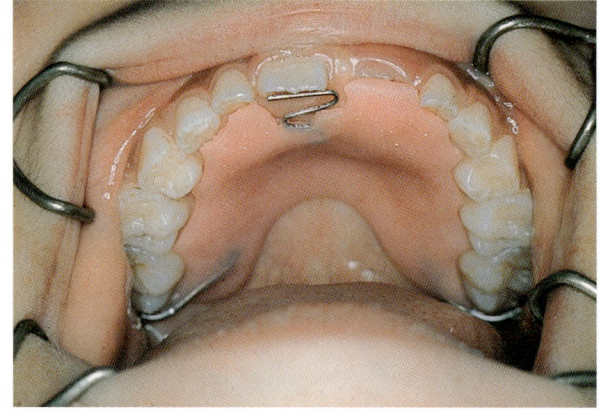

図4-2e 同上顎歯列所見．

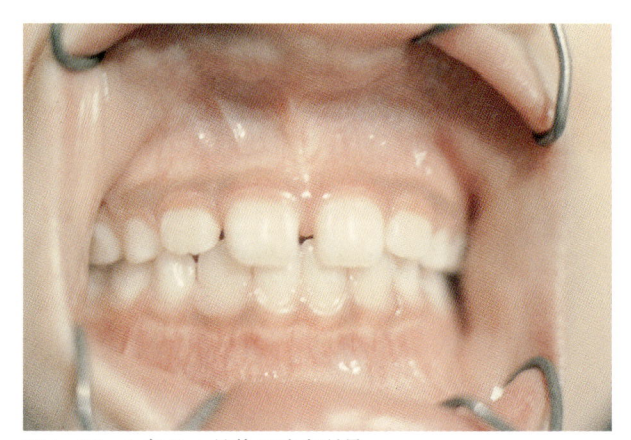

図4-2f 1年6ヵ月後の咬合所見．

合力であって，歯自体は望ましい方向に萌出誘導されている．咬合改善は3ヵ月と，ごく短期間に期待され，その後，萌出完了まで咬合管理を行なえば良い（図4-2a～f）．

[症例2]

第一大臼歯の萌出が進んだ症例にはリンガルアーチも利用できる．萌出誘導は短期間に効果が期待できるので，0.5mmヘリカルスプリング(helical

第4章　永久歯の萌出誘導

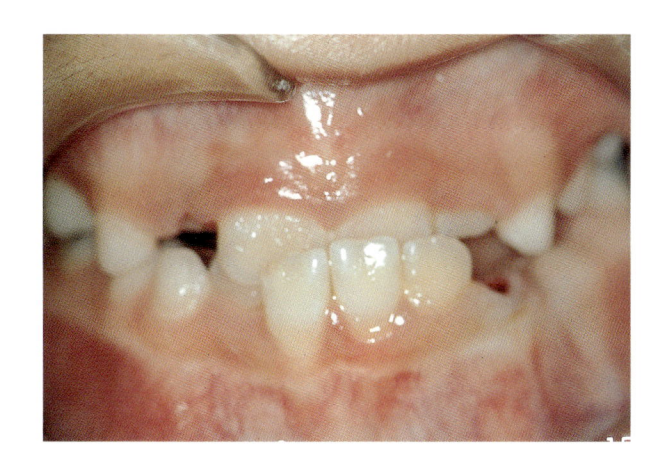

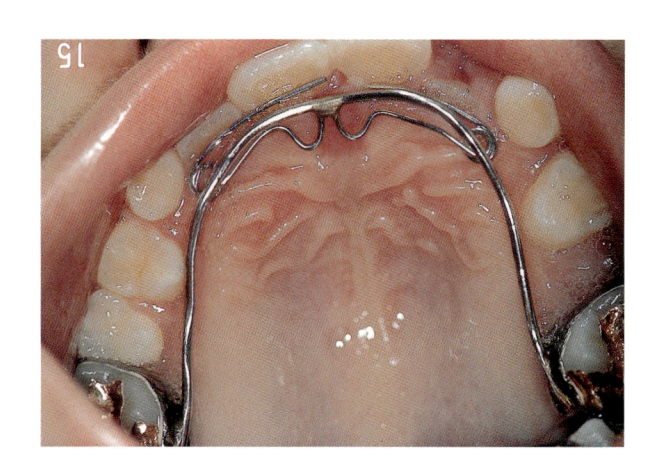

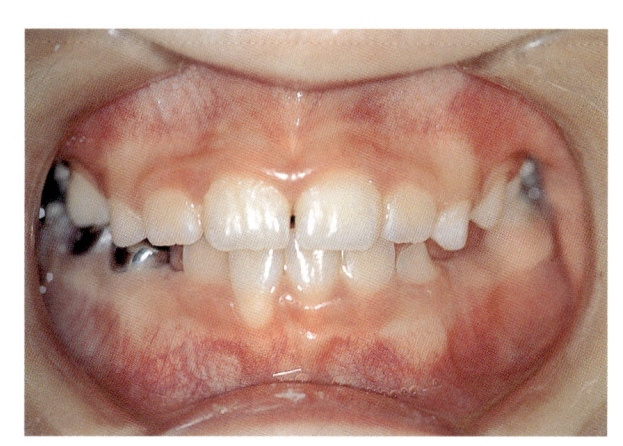

図4-3a	図4-3b
	図4-3c

図4-3a　[症例2] 7歳7ヵ月の女子．初診時咬合所見．
図4-3b　ヘリカルスプリングは主線に自在鑞着する．
図4-3c　装着後4ヵ月の所見．上顎切歯4歯は唇側へ萌出誘導されている．

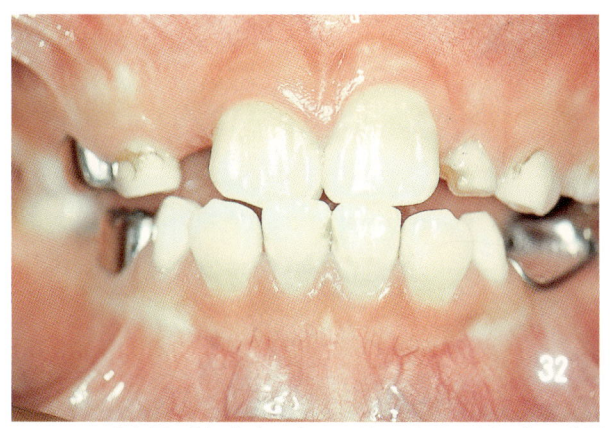

図4-4a　[症例3] 初診時7歳0ヵ月の男子．中切歯の逆被蓋だけでなく，上顎両側側切歯の舌側萌出も予測される．歯列性反対咬合にはアクチバトールも効果的に用いられる．

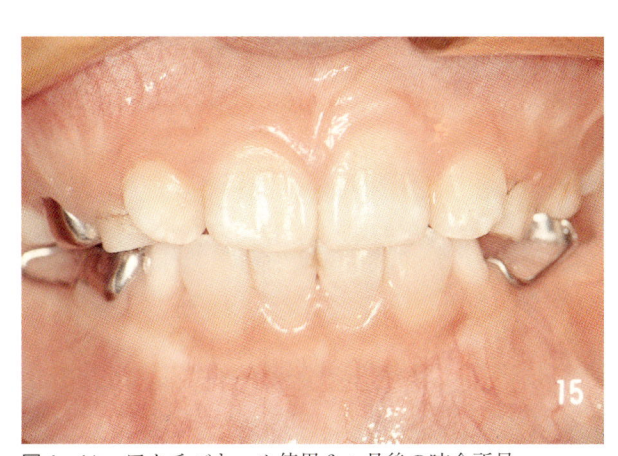

図4-4b　アクチバトール使用6ヵ月後の咬合所見．

spring) 2個を主線に自在鑞着したのち，そのアーチワイヤー(1.0mm)をバンドに直接鑞着して装着したものである(図4-3a～c)．通常の舌側弧線装置のように，バンドとアーチワイヤーにSTロックを付けても良い．

[症例3]
　歯列性の反対咬合と診断された症例には，アクチバトールも効果的に用いられる．少なくとも上下顎4前歯の被蓋が改善するまで管理下に置く必要がある(図4-4a,b)．

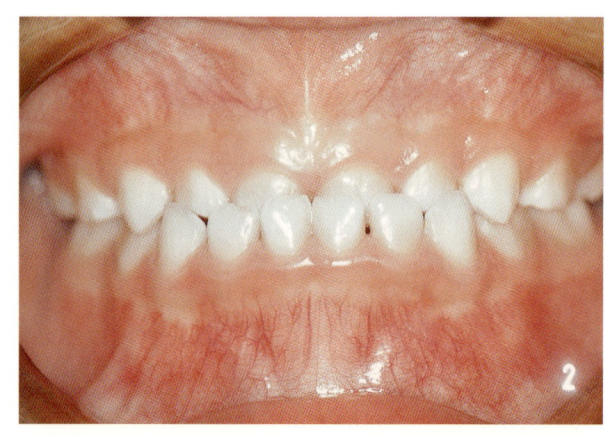

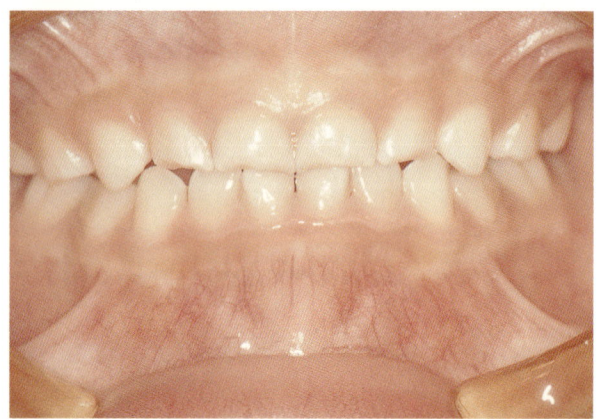

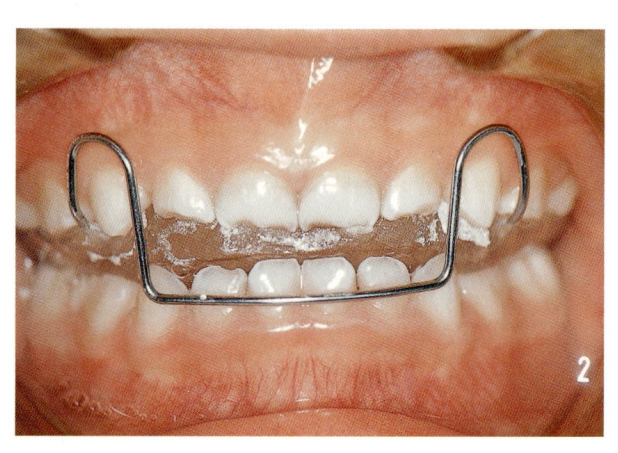

図4-5a ［症例4］初診時4歳2ヵ月の男児．歯列性の反対咬合と診断された（大森郁朗：簡明小児歯科学．第4版，医歯薬出版，東京，1996．より転載）．
図4-5b 歯齢ⅡAのケースにもアクチバトールは効果的に用いられる．
図4-5c 使用開始後3ヵ月で被蓋改善を見た．

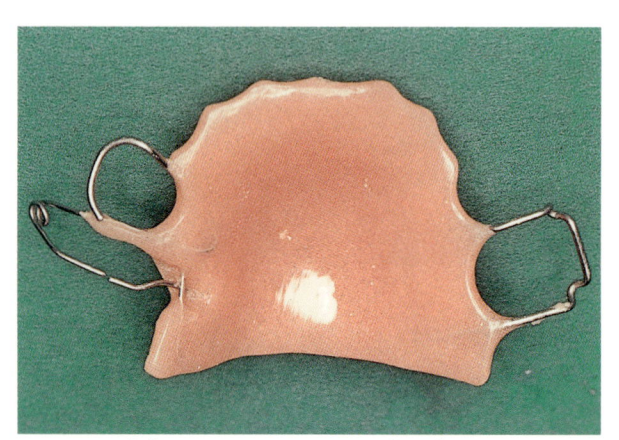

図4-6a 自作のスペースリゲーナー（1965）．

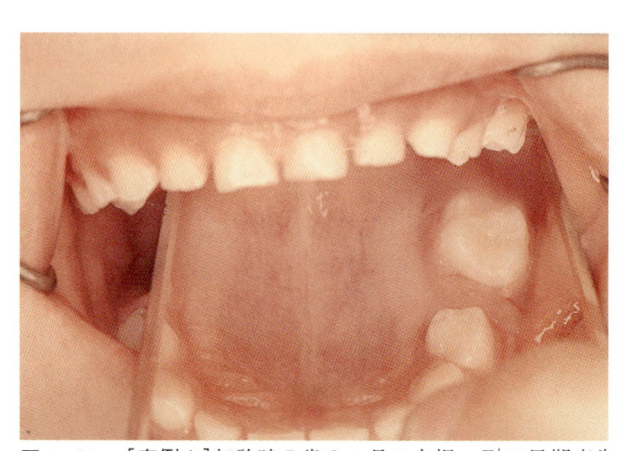

図4-6b ［症例1］初診時5歳8ヵ月の女児．Ｅ｜の早期喪失による｜6の著しい近心移動が見られる．Ｅ｜部歯肉が皺襞となっているのに注意．

［症例4］
　歯列性の反対咬合と診断された症例では，歯齢ⅡAのケースにもアクチバトールを効果的に用いることができる（図4-5a～c）．

Ⅱ．スペースリゲーナー

　スペースリゲーナー（萌出余地回復装置）は第二乳臼歯の早期喪失により，近心転位や近心傾斜をきたした第一大臼歯の位置異常を改善して，側方歯群の萌出誘導を容易にする装置として有効である．

第4章　永久歯の萌出誘導

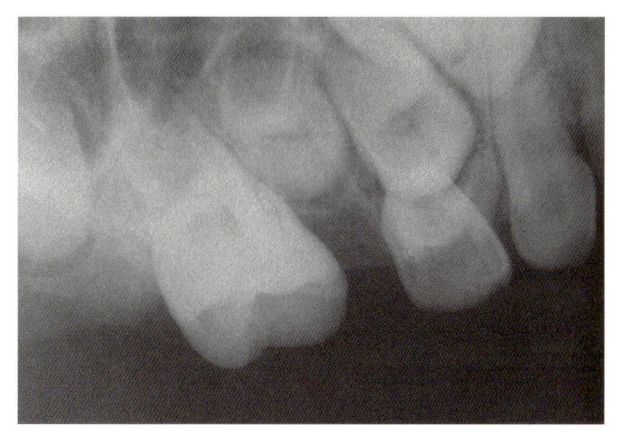

図4-6c　同部位のエックス線写真所見．7歳未満では第二大臼歯の歯根形成が始まっていないので，第一大臼歯の遠心移動は容易に行なえることがわかる．

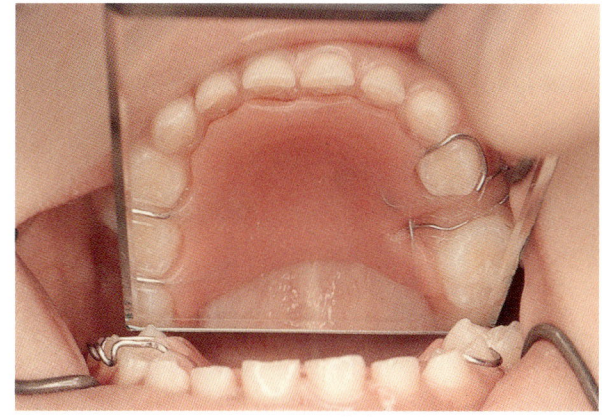

図4-6d　スペースリゲーナー装着時の所見．

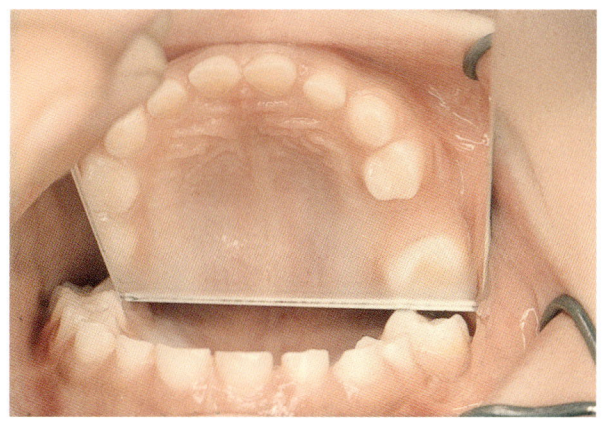

図4-6e　使用開始後4ヵ月の所見．6|の遠心移動により，E|部歯肉の皺襞は伸展されている．

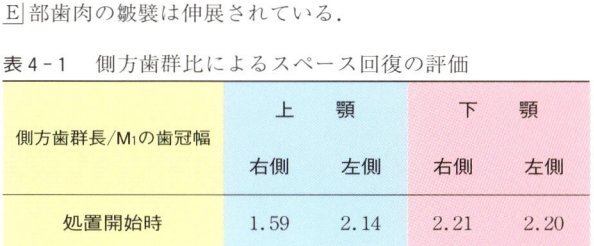

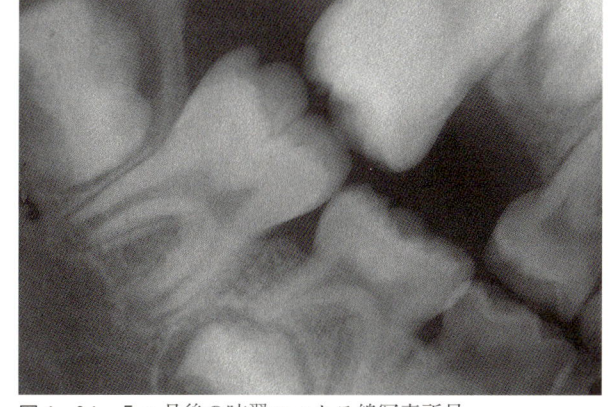

図4-6f　5ヵ月後の咬翼エックス線写真所見．

表4-1　側方歯群比によるスペース回復の評価

側方歯群長/M₁の歯冠幅	上　顎		下　顎	
	右側	左側	右側	左側
処置開始時	1.59	2.14	2.21	2.20
保定開始時	1.93	2.19	2.21	2.20

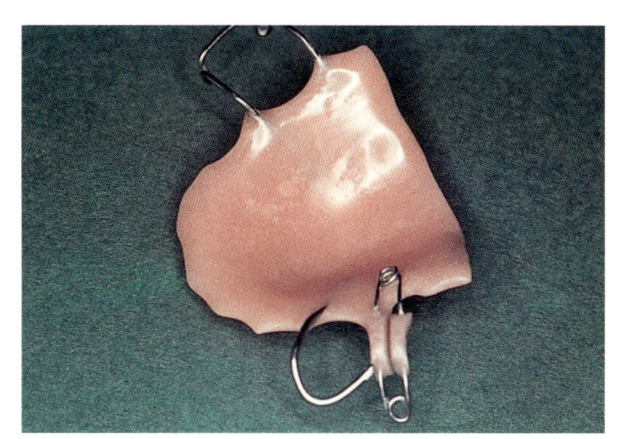

図4-7　スプリットベース・スペースリゲーナー．

［症例1］

　この症例も著者が1960年代に作製した，粗末なしかし機能的なスペースリゲーナーの1例である（図4-6a～f）．

　5歳8ヵ月の女子で，上顎の第二乳臼歯を早期喪失して，そのまま放置されていた症例である．

初診時と，スペースリゲイニングを終り保隙装置による保定開始時の側方歯群比は表4-1に示すとおりである．

　1960年代には図4-7に示すスプリットベース・スペースリゲーナー（split-base space regainer）などを用いたが，最近ではヘリカルスプリングの代わり

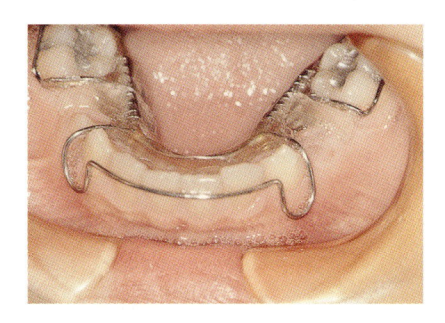

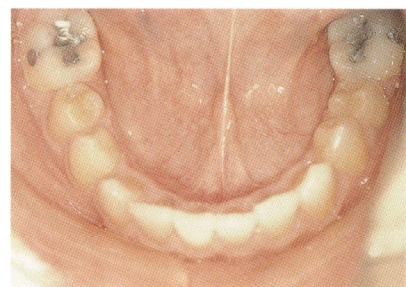

図4-8a　エクスパンションスクリューを用いた下顎両側性のスペースリゲイニング．
図4-8b　スペースリゲーナーの使用終了時所見（使用開始後1年8ヵ月）．

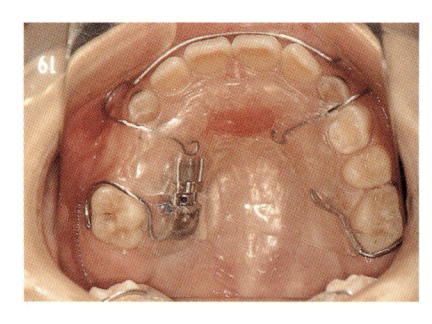

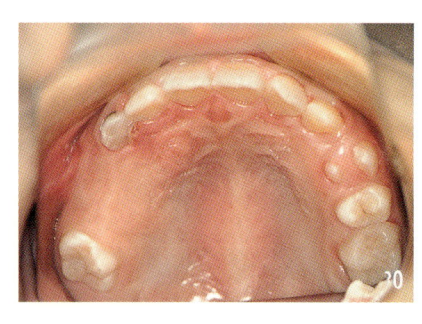

図4-9a　片側性スペースリゲーナーの装着時所見．
図4-9b　スペースリゲーナーの使用終了時所見（使用開始後6ヵ月）．上顎の歯の方が移動しやすいことがわかる．

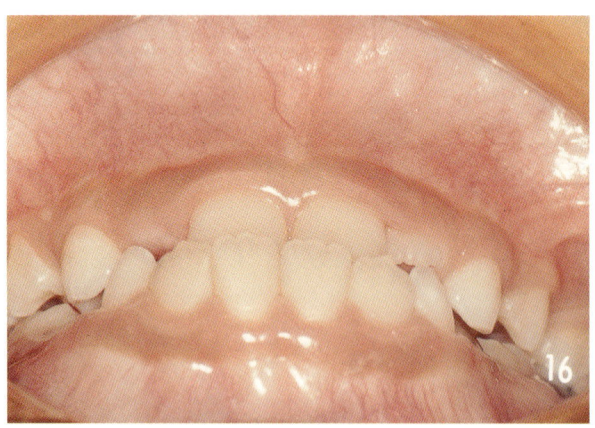

図4-10a　[症例2]初診時7歳10ヵ月の女子．骨格性反対咬合で，上顎に第一大臼歯の両側性の近心移動が見られ，スペース不足を生じている．

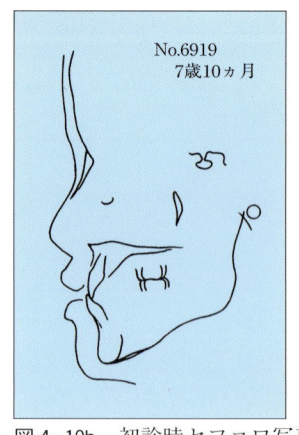

図4-10b　初診時セファロ写真トレース．

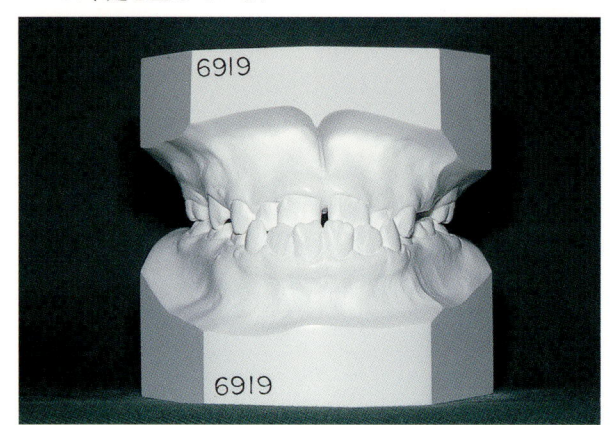

図4-10c　初診時歯列模型．

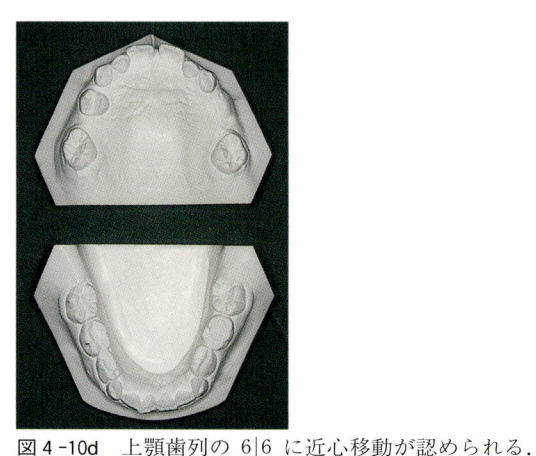

図4-10d　上顎歯列の 6|6 に近心移動が認められる．

にエクスパンションスクリュー（expansion screw）が多用されている．図4-8a, bと図4-9a, bは下顎両側性のケースと上顎片側性ケースにエクスパンションスクリューを用いてスペースリゲイニングを実施した症例である．

第4章 永久歯の萌出誘導

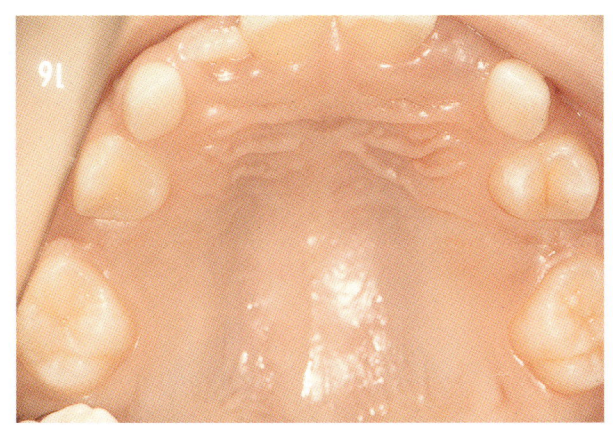

図4-10e 骨格性反対咬合にはチンキャップを用い，上顎のスペース不足にはスペースリゲーナーを用いた．

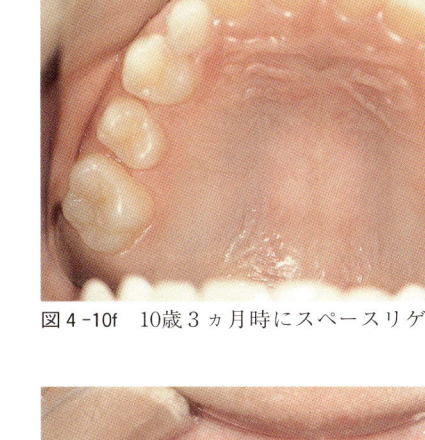

図4-10f 10歳3ヵ月時にスペースリゲイニングを終了した．

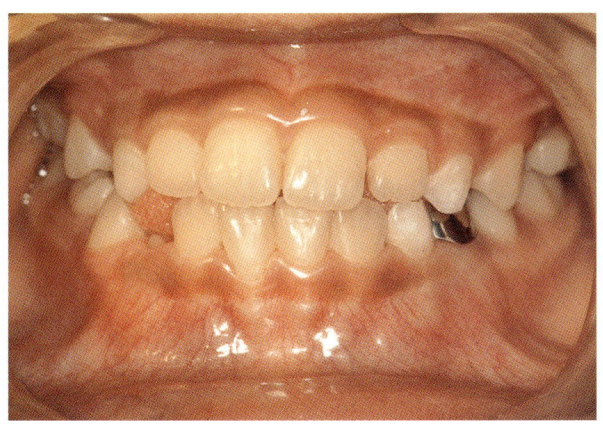

図4-10g 10歳1ヵ月時の咬合所見．

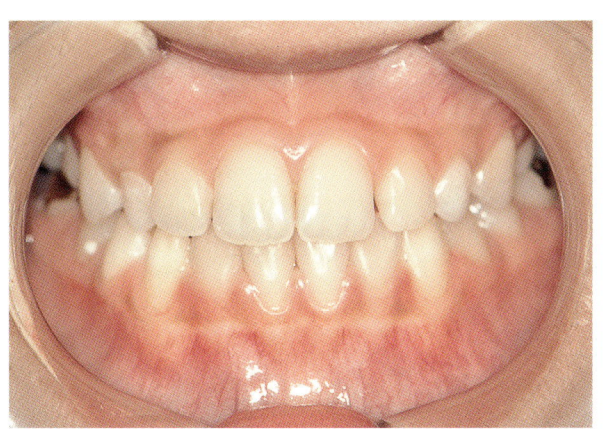

図4-10h チンキャップ使用開始後2年3ヵ月の咬合所見．

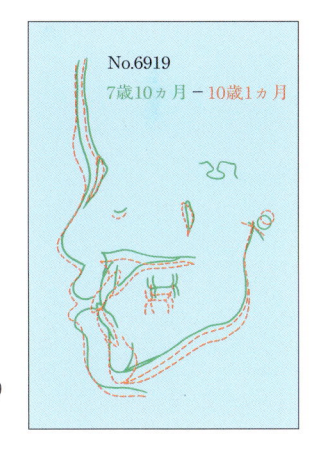

図4-10i 初診時と10歳1ヵ月時のセファロ写真トレースS-SN重ね合わせ(チンキャップにより下顎骨の前方成長は制御されている)．

[症例2]

この症例は初診時7歳10ヵ月の女子で，骨格性の反対咬合と診断された．しかも上顎両側第一大臼歯に著しい近心移動が見られた症例である．

一般に，骨格性の反対咬合症例では，下顎の歯槽基底に比べて上顎の歯槽基底が小さく，上顎にディスクレパンシーが認められるものが多いが，安易に第一小臼歯の抜去で対応することは，かえって上下顎の骨格性因子の不調和を大きくするので，避けなければならない．

この症例ではそのうえに，第一大臼歯が両側性に著しく近心移動をきたしていたものである．したがって，チンチャップによる下顎の前下方発育を制御するとともに，上顎歯列にはスペースリゲイニングを実施した(図4-10a～i)．

45

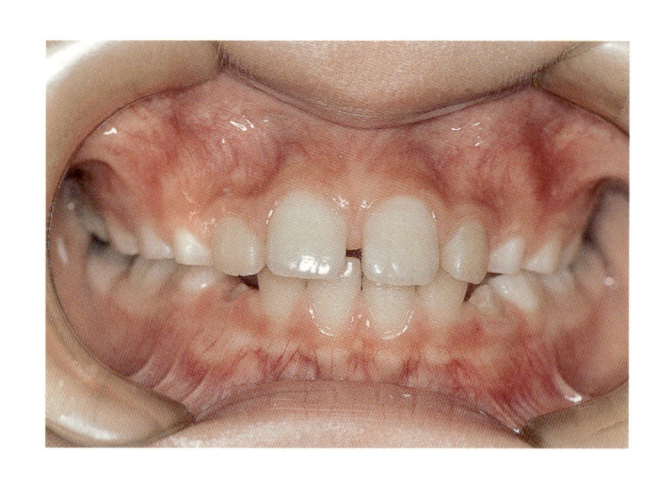

図4-11a ［症例3］の初診時の咬合所見で，口腔習癖による上顎前突が明らかである．

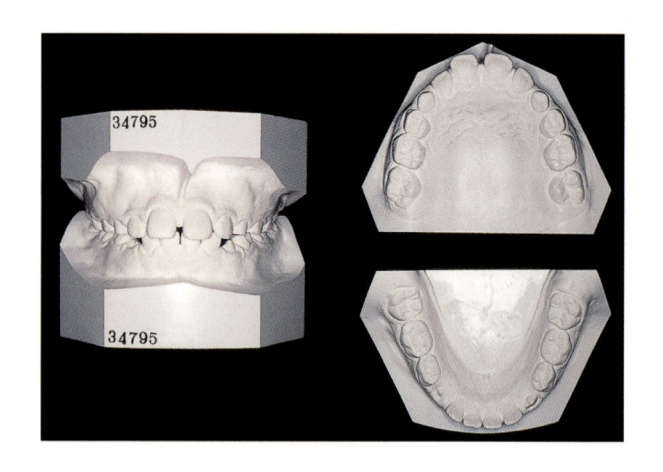

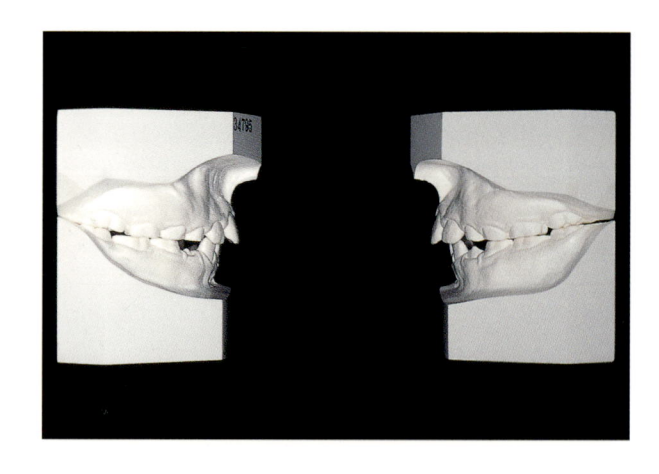

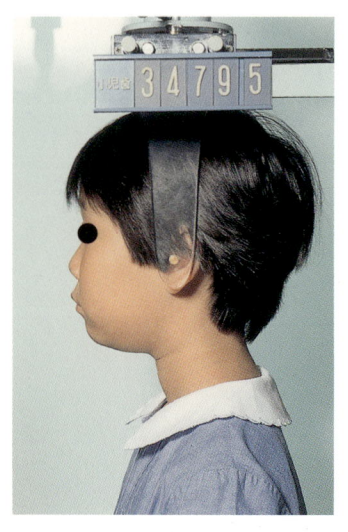

図4-11b　図4-11c
図4-11d

図4-11b　初診時の歯列模型（前歯部咬合状態と歯列弓形態を示す）．
図4-11c　初診時の歯列模型（側方観でoverjetが大きい）．
図4-11d　初診時の側貌（上唇の弛緩・突出が目立つ）．

［症例3］
　この症例（図4-11a〜o）は咬唇癖を伴う異常嚥下癖を原因とする上顎前突の治療にバイトプレート（biteplate）を用いたが，咬合治療中に右側小臼歯部に鋏状咬合（scissors bite）を生じたために，エクスパンションスクリューを逆用して，上顎歯列弓幅の縮

第4章 永久歯の萌出誘導

	Mean	S. D.	Patient
Facial angle	83.14	2.52	83.5
Convexity	169.68	4.61	171.0
A－B plane	－6.98	2.27	－6.0
Mandibular plane	31.98	2.40	31.0
Y－axis	64.61	2.99	64.5
Occlusal plane	14.20	3.48	15.5
Interincisal	124.32	6.85	115.5
L－1 to Mandibular	93.78	5.94	95.5
FH to SN	7.28	2.84	7.0
SNP	76.07	2.79	76.5
SN－Gn	71.66	2.82	71.5
SNA	80.91	3.07	8.10
SNB	76.15	2.84	76.5
U－1 to FH plane	109.83	5.25	117.5
U－1 to SN plane	102.75	5.49	110.5
Gonial angle	129.20	4.65	135.0
GZN	89.68	3.69	83.5
Ramus inclination	82.62	5.55	76.0

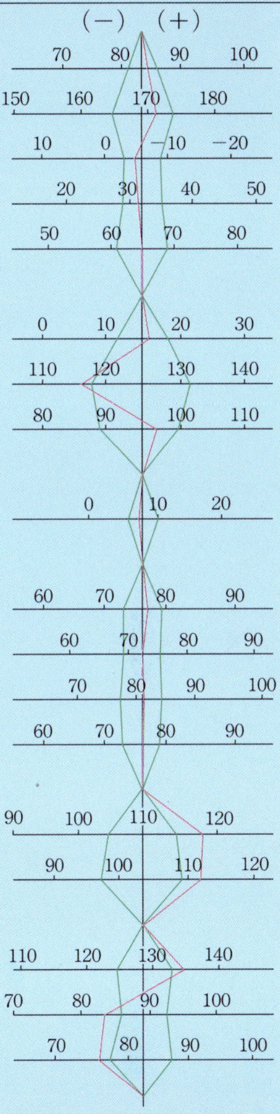

(Standard : by Iizuka)

ROENTGEN CEPHALOMETRIC ANALYSIS
（ⅢB　9歳6ヵ月±0.6）
1994／8／5撮影
症例番号　34795　患児氏名　S. S.　8歳8ヵ月　Dr. Nagai

DEPARTMENT OF PEDIATRIC DENTISTRY TSURUMI UNIVERSITY SCHOOL OF DENTAL MEDICINE

図4-11e　初診時のセファロ写真トレースの角度分析結果．上顎中切歯の唇側傾斜が大きく，インターインサイザルアングルが小さいが目立つ．

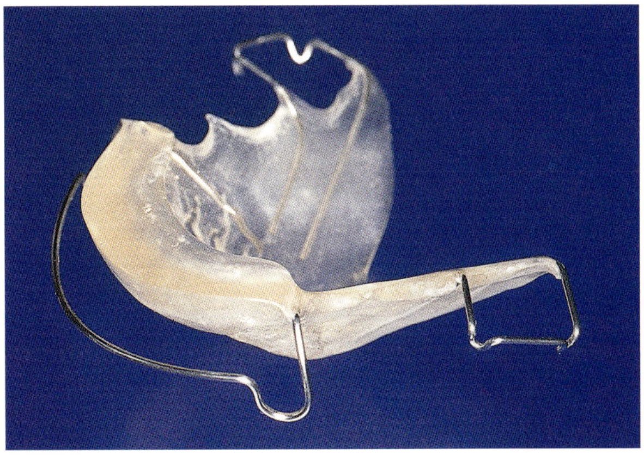

図4-11f　上顎前突と口腔習癖の治療に用いたバイトプレート．

小を図り，咬合改善を行なったケースである．
　初診時年齢8歳8ヵ月の女子で，9歳0ヵ月にバイトプレートを装着，10歳6ヵ月に上顎前突は改善した．
　右側小臼歯部に生じた鋏状咬合は表4-2に示すように上顎歯列弓幅が大きいことが原因であったの

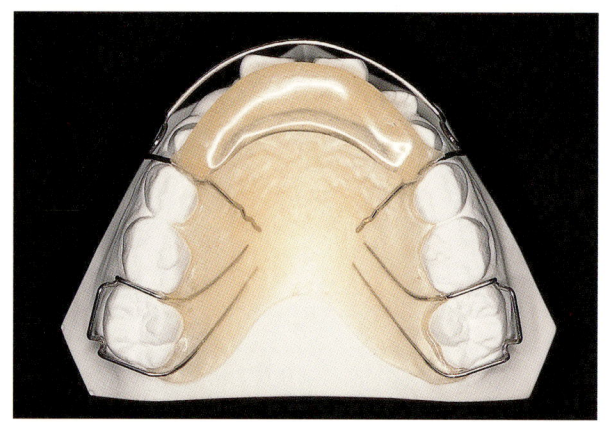

図4-11g　上顎前突と口腔習癖の治療に用いたバイトプレートの咬合面観.

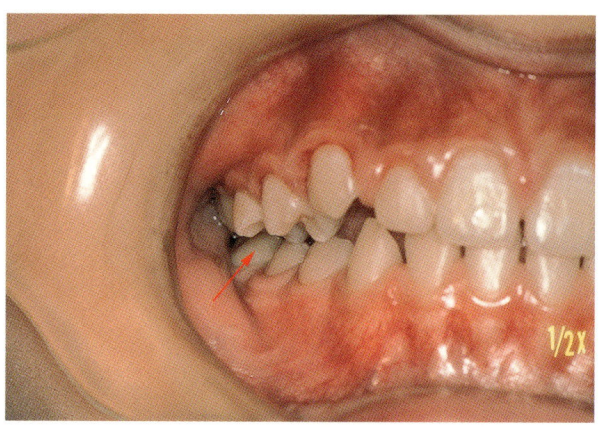

図4-11h　10歳6ヵ月時に上顎前突は改善したが，右側小臼歯に鋏状咬合（矢印）が生じた.

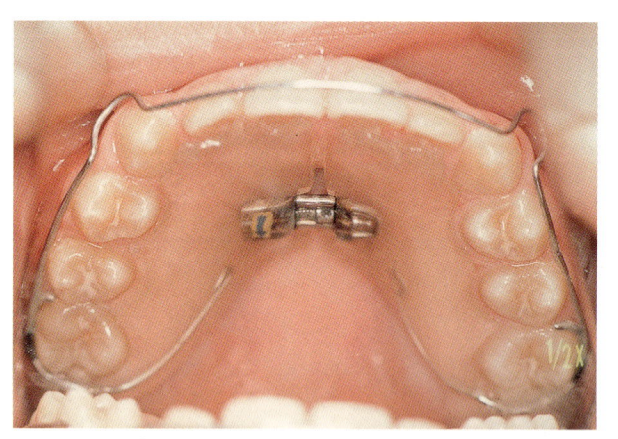

図4-11i　10歳11ヵ月時に上顎歯列弓幅縮小装置を装着した.

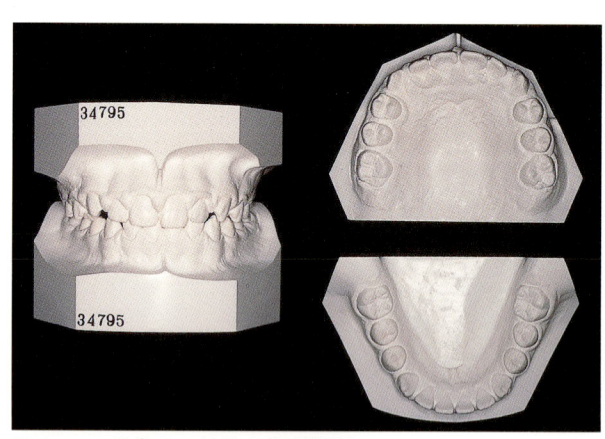

図4-11j　10歳6ヵ月時の歯列模型.

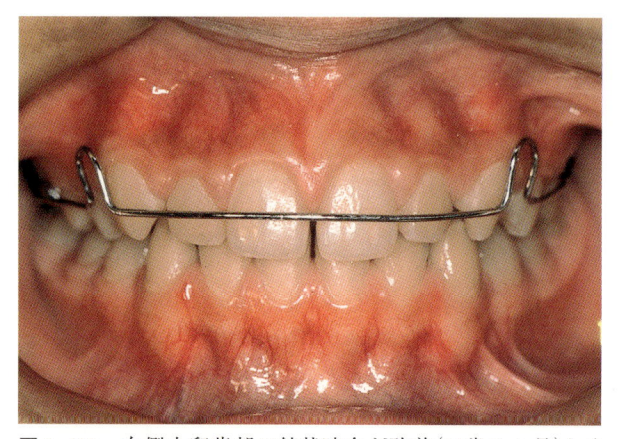

図4-11k　右側小臼歯部の鋏状咬合が改善（11歳0ヵ月）したので，Beggタイプリテーナーを装着した（11歳5ヵ月）.

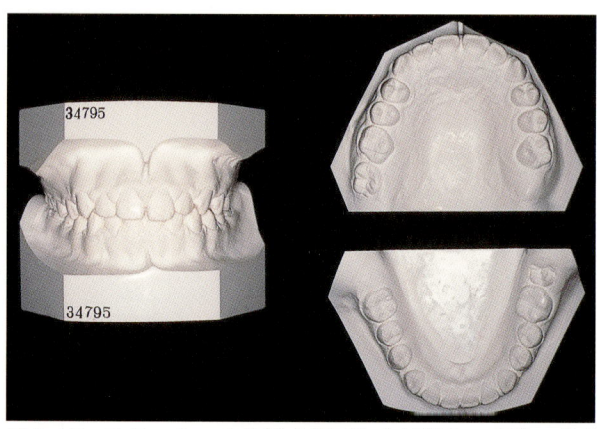

図4-11l　リテーナーの使用を終了した12歳2ヵ月時の歯列模型.

で，上顎歯列弓幅縮小装置を考案して鋏状咬合の治療に用いた．装置は10歳11ヵ月から装着し，5ヵ月間使用して，咬合を改善した．Beggタイプリテーナーは10ヵ月間使用した．

第4章　永久歯の萌出誘導

表4-2　鋏状咬合改善時の歯列弓幅の変化

測定部位		歯列弓幅縮小装置装着前(10歳6ヵ月)	リテーナー使用終了(12歳2ヵ月)	標準値
歯列弓幅径(mm)	上顎	49.00※	44.40※※	41.76±3.19
	下顎	38.65	39.50	33.97±2.56
歯列弓長径(mm)	上顎	39.00	39.00	34.65±2.43
	下顎	36.00	35.50	31.28±2.38

※標準値と比較して大きな値を示している．※※術前と比較しての値である．（永井華子ほか：上顎前突と鋏状咬合の可撤装置による治療．小児歯誌，37，1999．より引用・改変）

ROENTGEN CEPHALOMETRIC ANALYSIS
（ⅢC　11歳2ヵ月±1.1）
症例番号　34795　　―― 12歳2ヵ月　　―― 8歳8ヵ月

	Mean	S.D.	Patient		
Facial angle	83.05	2.81	84.0		83.5
Convexity	170.51	2.82	171.0		171.0
A－B plane	－6.19	2.28	－6.0		－6.0
Mandibular plane	32.44	4.50	32.0		31.0
Y－axis	65.48	3.13	65.5		64.5
Occlusal plane	13.08	3.17	17.0		15.5
Interincisal	122.67	8.42	128.5		115.5
L－1 to Mandibular	94.11	6.17	90.5		95.5
FH to SN	7.17	2.88	7.0		7.0
SNP	76.14	3.38	77.0		76.5
SN－Gn	72.40	3.34	72.5		71.5
SNA	80.53	3.46	81.5		81.0
SNB	76.22	1.66	77.5		76.5
U－1 to FH plane	110.55	4.78	109.0		117.5
U－1 to SN plane	103.61	1.62	102.0		110.5
Gonial angle	128.31	3.66	135.5		135.0
GZN	91.07	4.56	83.5		83.5
Ramus inclination	84.24	3.39	76.5		76.0

（Standard : by Iizuka）
DEPARTMENT OF PEDIATRIC DENTISTRY TSURUMI UNIVERSITY SCHOOL OF DENTAL MEDICINE

図4-11m　初診時と治療終了時のセファロ写真トレースの角度分析値重ね合わせ．骨格性因子は安定しており，歯列性因子の改善が明らかである．

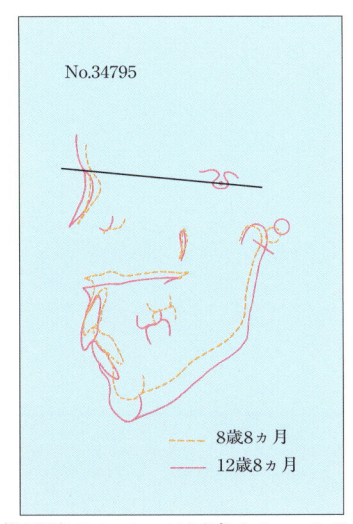

図4-11n　初診時と治療終了時のセファロ写真トレースS-SN重ね合わせ．

図4-11o　治療終了時の側貌（12歳2ヵ月）．

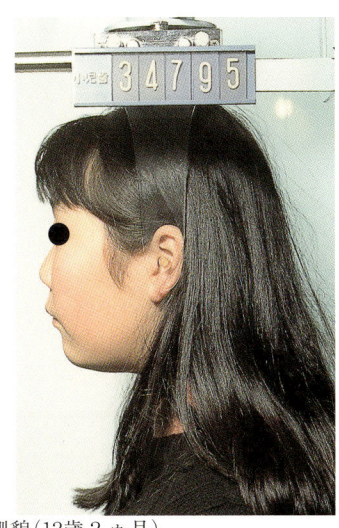

第5章

チンキャップによる骨格性反対咬合の治療

キーワード

チンキャップの適応症，骨格性反対咬合，ディスクレパンシー，症例報告

I．適応症の臨床診断

　図5-1は1987年9月から1996年7月までのおよそ9年間に，鶴見大学歯学部附属病院小児歯科診療室に来院した7,000名の小児のうち，咬合治療を実施した1,192名（17.0％）に関する臨床統計結果の扇形グラフである．グラフに見られるように，咬合治療を実施した小児のなかでは前歯部反対咬合が32.5％と最も多かった．また何らかの咬合異常を主訴として来院した小児のうちでは，前歯部の反対咬合の割合が61.7％であり，症例数の約6割を占めていた．

　鶴見大学歯学部附属病院の小児歯科診療室を訪れる小児患者のなかには，反対咬合を主訴とするものが少なくないことがわかる．

　図5-2はこれらの患児の咬合治療に使用した装置の頻度に関する扇形グラフであるが，骨格性反対咬合と診断した症例に適用しているチンキャップの使用頻度が最も高い．

　1960年代までは，反対咬合の治療にチンキャップを用いても，その効果には限界があり，下顎の後方

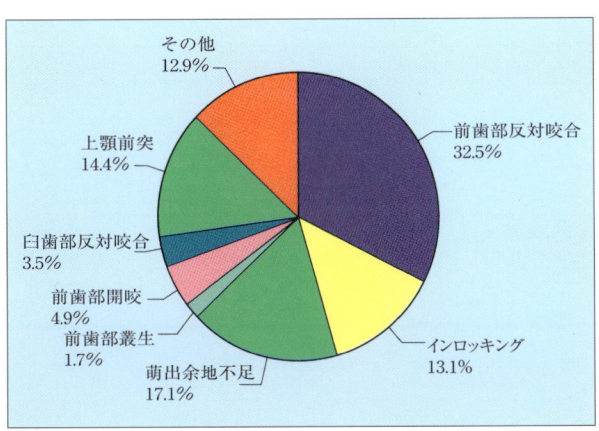

図5-1　治療の対象となった咬合異常（症例数は1,447）の種類と割合．

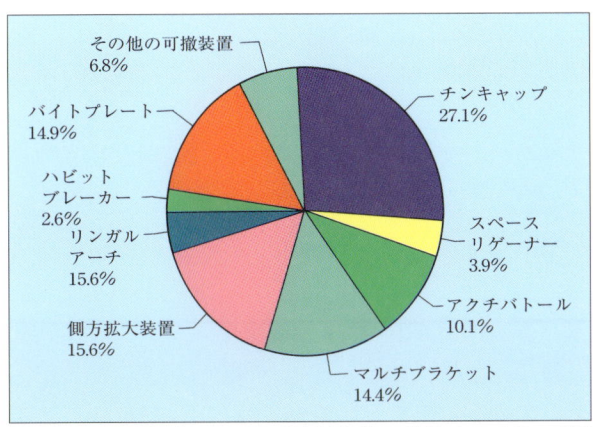

図5-2　咬合治療に用いた装置（装置の総数は1,740）の種類と割合．

[症例A] （大森郁朗：骨格性反対咬合の早期治療—利点と術式—．デンティスト，17(8)，54〜64，日本医療文化センター，東京，1992．より転載）

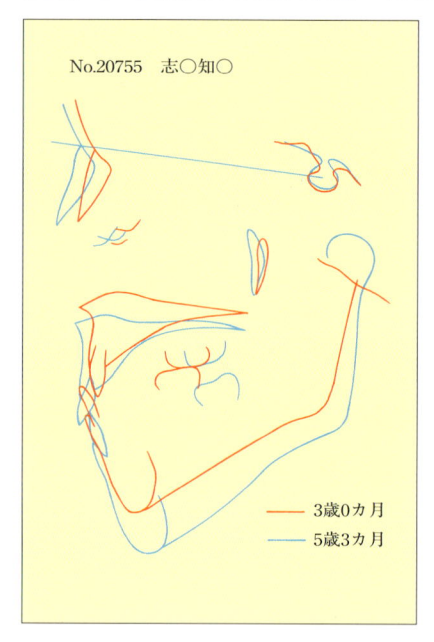

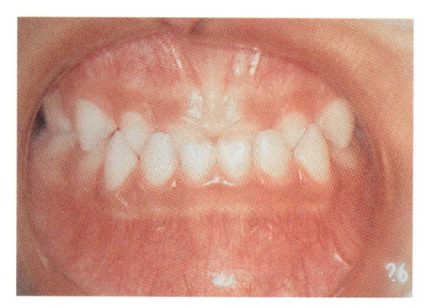

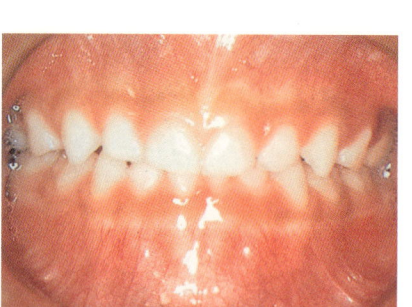

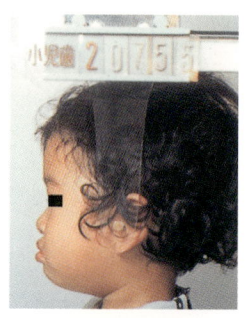

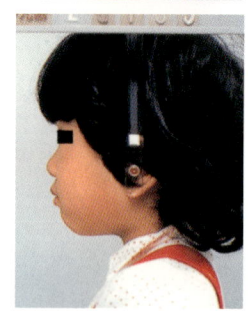

[症例B] （大森郁朗：骨格性反対咬合の早期治療—利点と術式—．デンティスト，17(8)，54〜64，日本医療文化センター，東京，1992．より転載）

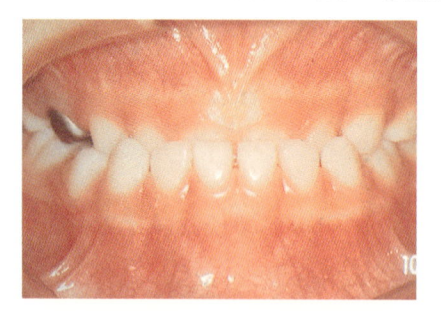

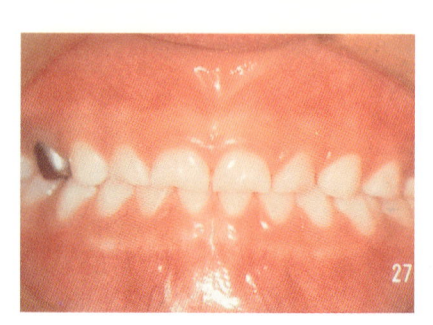

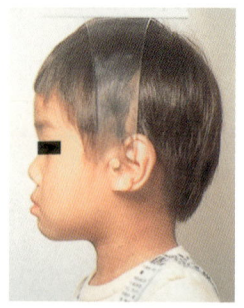

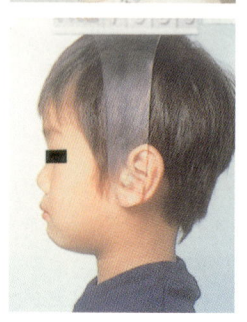

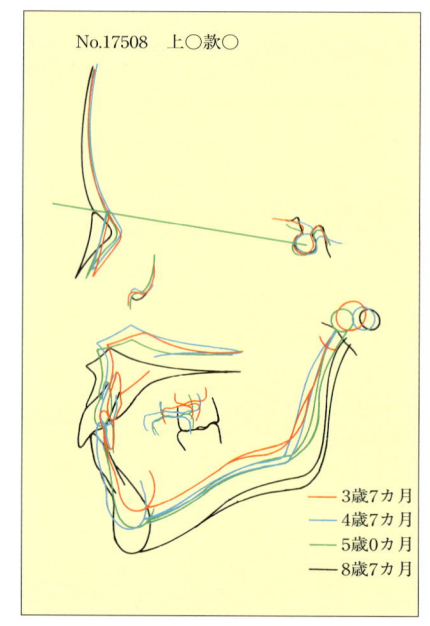

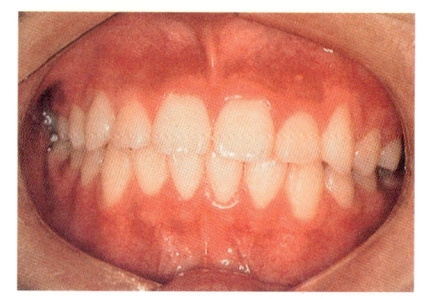

回転と下顎切歯の舌側傾斜しか期待できないと考えるものが多かったが，1970年代になって，整形力（orthopedic force）を用いたチンキャップ療法によって，良好な治療結果が得られることが示されるようになり，骨格性反対咬合の治療法として，チンキャップの使用が正当に評価されるようになった．

骨格性反対咬合には，①下顎体が大きいこと，②顎角が大きいこと，③下顎骨の前方回転，④鼻上顎複合体の前方発育不全（中顔面部の劣成長）の4因子が単独で，あるいは互いに関連して原因となってい

第5章　チンキャップによる骨格性反対咬合の治療

[症例C]　（大森郁朗：骨格性反対咬合の早期治療─利点と術式─. デンティスト, 17(8), 54～64, 日本医療文化センター, 東京, 1992.より転載）

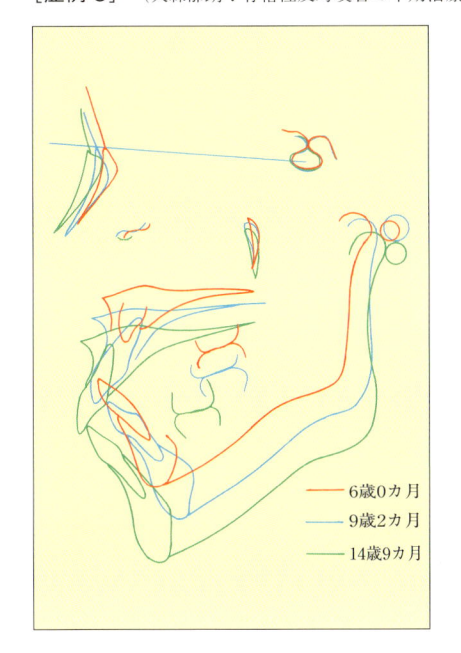

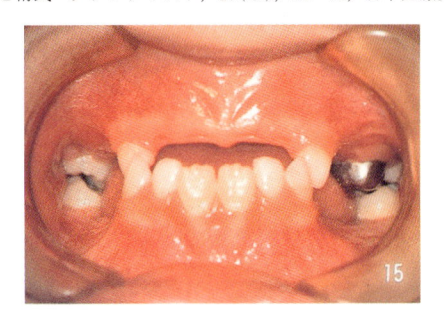

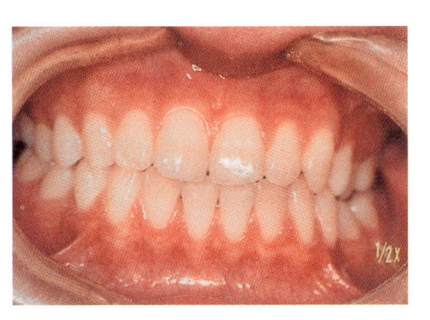

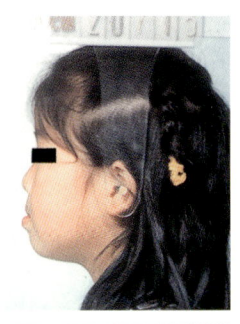

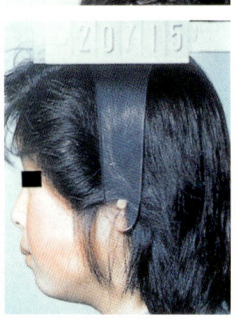

6歳0カ月
9歳2カ月
14歳9カ月

るものが観察されるが，これらの因子に，上顎切歯の舌側傾斜や下顎切歯の唇側傾斜が複合して関与しているものもある．

さらに，上下顎の歯槽基底の大きさと歯の大きさなどの不調和(discrepancy)が関与するものなど，個々の症例には多様性が認められる．

反対咬合の症例の診断にあたっては，患児の骨格性因子と歯列性因子について，その関連性を含めて解析する必要がある．

II．チンキャップ療法の特徴

骨格性の反対咬合と診断された患児の咬合治療については，顔面頭蓋が成長期にあることがとりわけ重要な因子であって，第二次成長促進期を逸したケースはチンキャップ療法の適応とならない．チンキャップを効果的に用いるには，下顎骨や鼻上顎複合体のこれからの成長能(growth potential)に依存するところが大きいからである．

第一次成長促進期にある幼小児期を捉えて，500gから950gの整形力を用いたチンキャップによる治療を適切な管理下に行なうならば，脳頭蓋の成長や顎関節機能を障害することなく，顔面頭蓋の改造成長を制御して，正常な咬合関係を獲得させることができる．

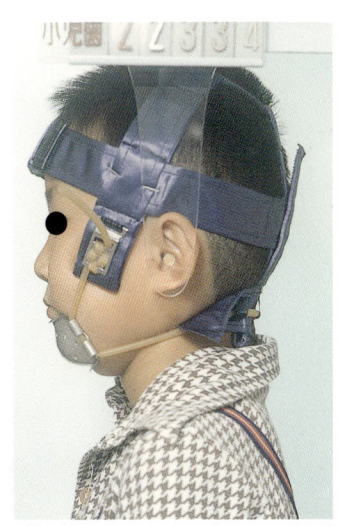

図5-3　われわれが臨床で使用しているチンキャップ装置．
（大森郁朗：簡明小児歯科学. 第4版, 医歯薬出版, 東京, 1996.より転載）

成長期の骨格性反対咬合の治療にチンキャップ療法が適切な治療法である理由は，チンキャップによる下顎骨の改造成長の制御を主体とした咬合改善が，成長期の咬合機能の改善をもたらすばかりでなく，審美性の改善を含め，小児の精神活動への影響など，いろいろな因子への好影響が期待できるからである．

一方，チンキャップの適応症と考えられるケースであっても，患児の受け入れ(compliance)については慎重な配慮が必要である．就寝時を含めて1日14時間を目標に，幼小児が図5-3に見られるような

53

図5-4a ［症例1］術前の歯列模型（5歳7ヵ月）．

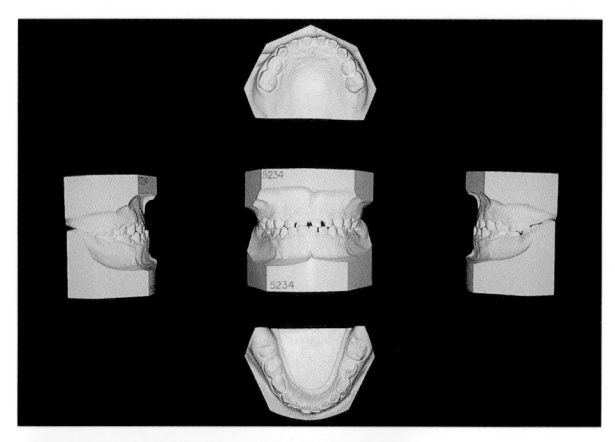

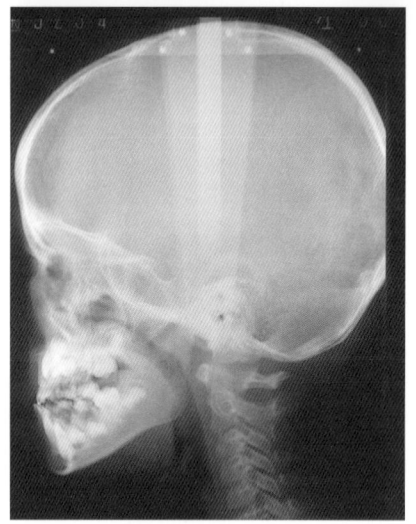

図5-4b 初診時（5歳7ヵ月）のセファロ写真．

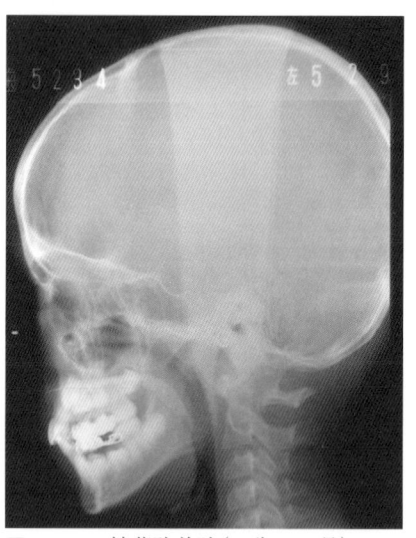

図5-4c 被蓋改善時（7歳2ヵ月）のセファロ写真．

帽子をかぶって生活するのであるから，治療の開始にあたっては，患児はいうまでもなく，保護者や家族から念入りなインフォームドコンセントを得ることが大切である．

チンキャップの治療を開始した後も，患児が実際にチンキャップを指示通りに使用しているかどうかは，よく観察する必要がある．

著者の経験では，オウム真理教問題が社会問題となった時期は別として，患児は意外とストレスを感ぜずに，治療を受け入れているものが多い．

患児がチンキャップを受け入れているかどうかは，来院時にチンキャップを自分でかぶってみせてもらうと，容易に判断できるものである．われわれが想像しているよりは，手際良く上手にかぶって見せる子ども達が多いからである．

成長期に長期間チンキャップを用いるのであるから，脳頭蓋の成長も考慮して，頭囲の調節や牽引力の調節が容易な，既製チンキャップ（三金工業社製）の使用が適している（図5-3）．

III. ディスクレパンシーを伴わない骨格性反対咬合の治療

歯列性因子が関与している場合も多いが主因ではなく，骨格性因子が主体となっている反対咬合である．すなわち中顔面部（鼻上顎複合体）と下顎骨の不調和を主因とするが，歯列性因子と骨格性因子の間には不調和を認めない反対咬合である．

このようなケースでは，チンキャップを使用して下顎骨の改造成長を制御し，上下顎の骨格性因子の不調和を解消することによって，正常な永久歯咬合を獲得させることができる．

第5章 チンキャップによる骨格性反対咬合の治療

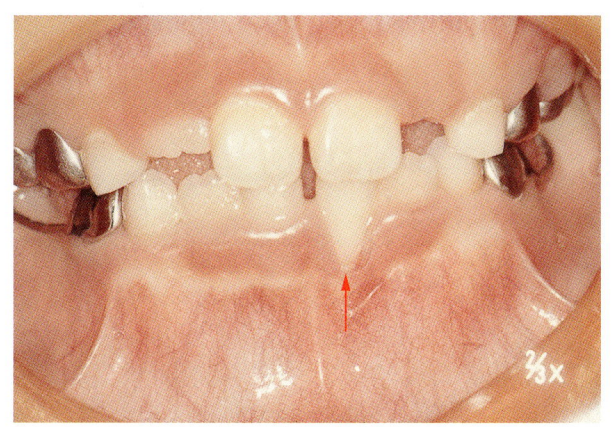

図5-4d 前歯部被蓋改善時の口腔内所見．咬合性外傷（矢印）の痕跡は明らかである．

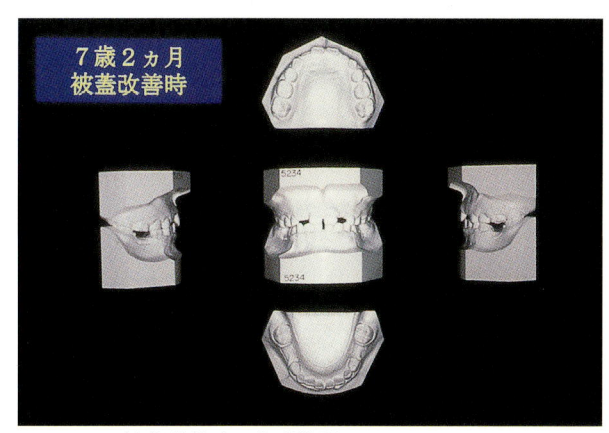

図5-4e 被蓋改善時の歯列模型．

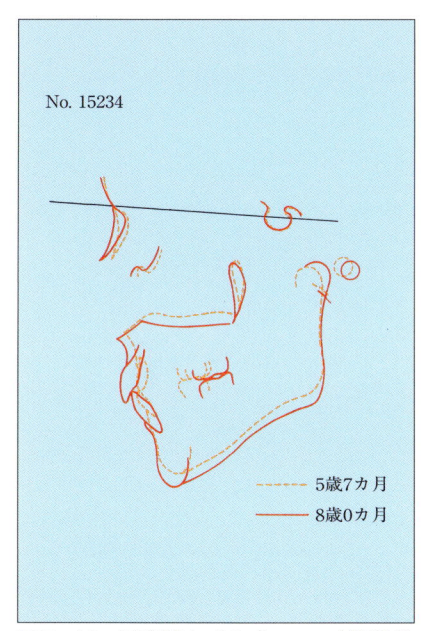

図5-4f 初診時とチンキャップ使用休止後のセファロ写真トレースS-SN重ね合わせである．下顎骨の前方成長が制御されているのが特徴である．

ROENTGEN CEPHALOMETRIC ANALYSIS
（ⅢA　7歳8ヵ月±1.2）

症例番号　15234　患児氏名　——8歳0ヵ月　‒‒‒‒‒5歳7ヵ月

	Mean	S. D.	Patient		
Facial angle	83.74	3.33	81.5		82.5
Convexity	163.51	5.26	170.5		174.5
A－B plane	－6.72	2.43	－7.0		－2.5
Mandibular plane	31.46	5.08	28.5		27.5
Y－axis	63.77	3.57	65.5		63.0
Occlusal plane	14.47	3.99	10.5		9.5
Interincisal	133.90	12.13	124.0		124.5
L－1 to Mandibular	89.53	6.49	96.5		105.5
FH to SN	7.97	2.95	6.5		7.0
SNP	75.89	5.51	75.0		75.5
SN－Gn	71.58	1.92	72.0		70.5
SNA	81.36	3.29	79.5		78.5
SNB	76.20	2.89	75.0		76.0
U－1 to FH plane	104.79	9.04	111.0		105.5
U－1 to SN plane	96.79	8.24	104.5		95.0
Gonial angle	130.14	1.26	123.0		120.5
GZN	89.44	5.30	92.0		94.0
Ramus inclination	81.61	4.40	85.5		87.0

（Standard : by Iizuka）
DEPARTMENT OF PEDIATRIC DENTISTRY TSURUMI UNIVERSITY SCHOOL OF DENTAL MEDICINE

図5-4g 図5-4fの角度分析値重ね合わせであり，骨格性因子の改善とともに歯列性因子の改善も前歯部被蓋の改善に貢献している．

［症例1］

初診時5歳7ヵ月の女児（図5-4a〜q）．この症例は1975年に治療を開始した．3人の同胞（本人，妹，弟）がいずれも反対咬合で，家族歴から明らか

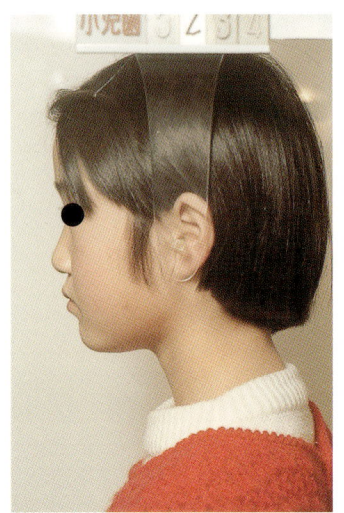

図5-4h　チンキャップ使用休止後の側貌（7歳7ヵ月）．

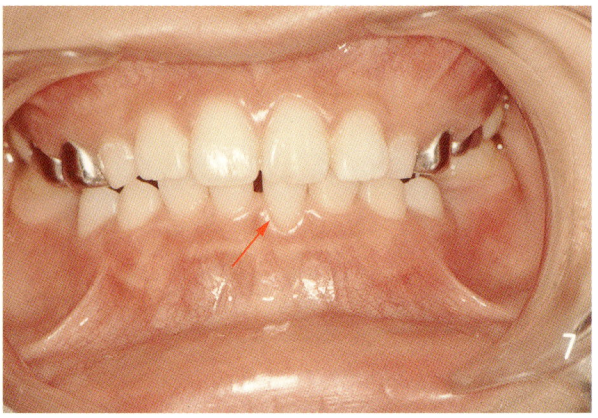

図5-4i　チンキャップ使用休止後（8歳7ヵ月）の前歯部咬合状態．1|の歯肉退縮（矢印）はかなり改善している．

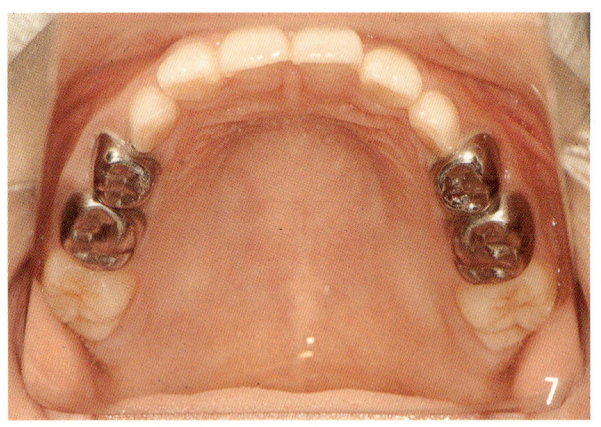

図5-4j　上顎歯列（8歳7ヵ月）．

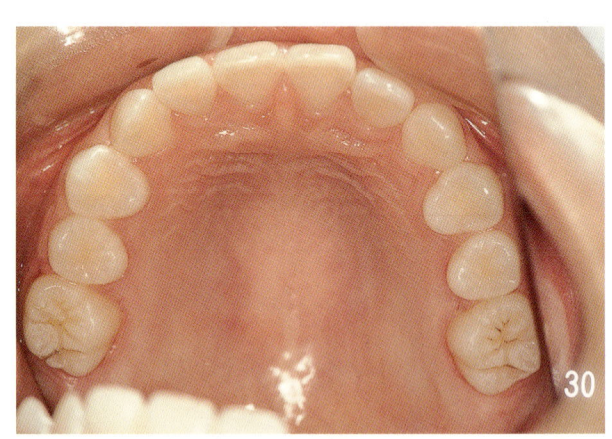

図5-4k　上顎歯列（10歳0ヵ月）．

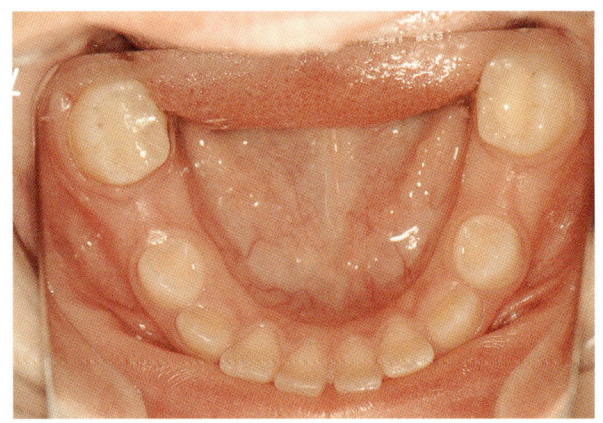

図5-4l　下顎歯列（8歳7ヵ月）．

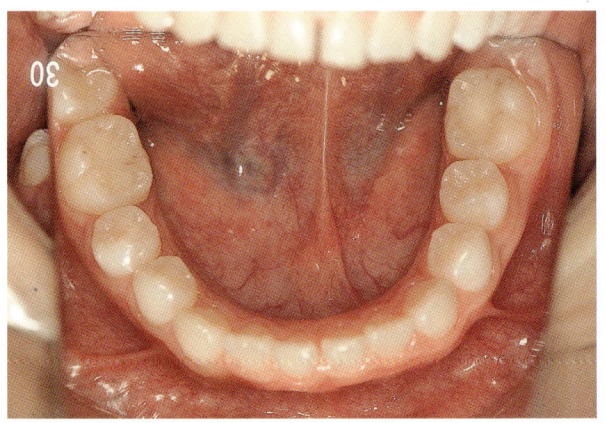

図5-4m　下顎歯列（10歳0ヵ月）．

に家族性が認められた．ちなみに，祖父は反対咬合，父親も反対咬合，父親5人兄弟のうち3人が反対咬合ないし切端咬合，母親の叔父，叔母，いとこに反対咬合者がいるという．

診断：下顎体が大きいことと中顔面部の劣成長を主因とする反対咬合であるが，下顎切歯の唇側傾斜も

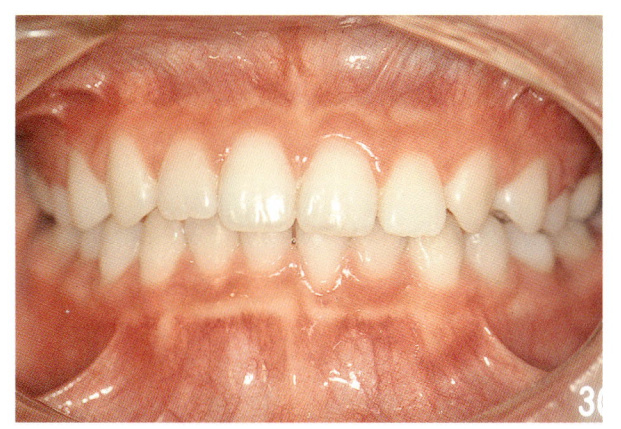

第5章 チンキャップによる骨格性反対咬合の治療

図5-4n 咬合状態(10歳10ヵ月).

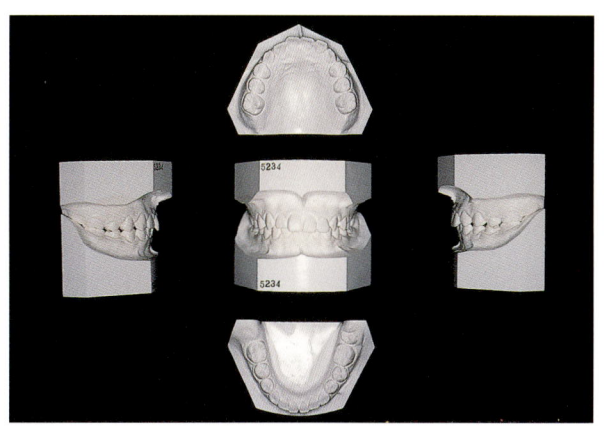

図5-4o 10歳10ヵ月の歯列模型.

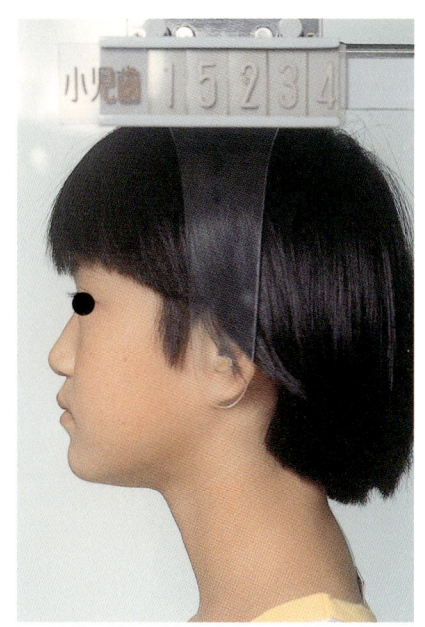

図5-4p チンキャップ使用休止後約2年の側貌(10歳10ヵ月).

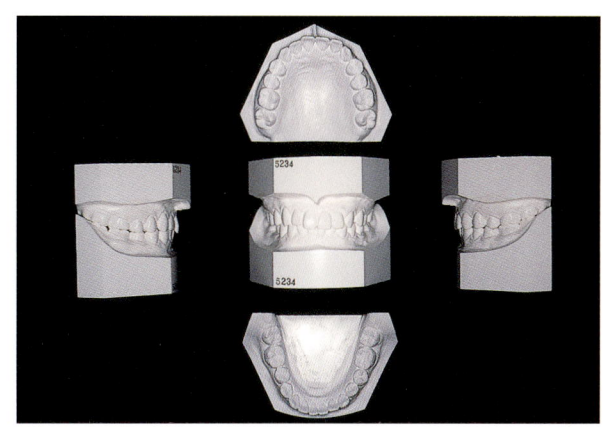

図5-4q 永久歯列完成時(14歳3ヵ月)の歯列模型で,チンキャップの使用を始めてから8年が経過している.

認められる.

治療計画:整形力を用いたチンキャップにより,下顎骨の改造成長を制御して,骨格性因子の不調和を解消し,上下顎の咬合異常を改善する.

治療経過:6歳0ヵ月に治療を開始.8歳0ヵ月時には切歯部の被蓋が改善したので,チンキャップの使用を一旦休止した.その後は経過観察を続けた.

治癒機転:下顎骨の改造成長の制御と上下顎切歯の歯軸傾斜の改善によって咬合の改善を見た.ちなみに,この3人の同胞は3人ともチンキャップ療法で咬合を改善した.

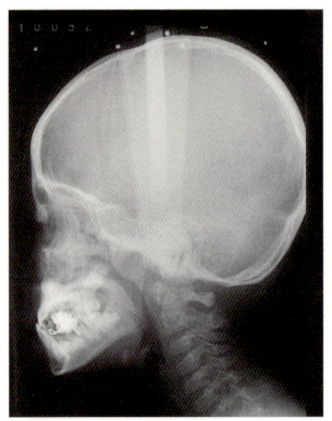

図5-5a [症例2]初診時（6歳2ヵ月）のセファロ写真．

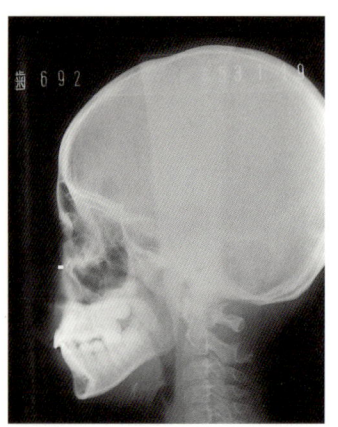

図5-5b 前歯部被蓋が改善して，チンキャップの使用を休止した後（9歳9ヵ月）のセファロ写真．

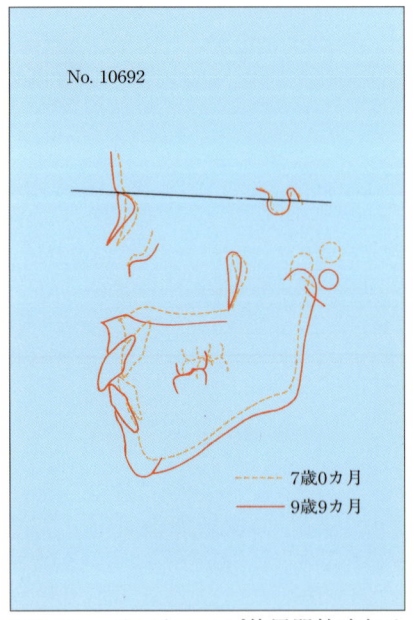

図5-5c チンキャップ使用開始時とチンキャップ使用休止後のセファロ写真トレースS-SN重ね合わせである．中顔面部の劣成長が改善され，下顎骨の成長とのバランスが良好である．

図5-5d 図5-5cの角度分析値重ね合わせである．下顎骨の改造成長と中顔面部の成長が良好に対応している．

ROENTGEN CEPHALOMETRIC ANALYSIS
（ⅢB　9歳6ヵ月±0.6）

症例番号　10692　患児氏名　―――　9歳9ヵ月　Dr.　―――　7歳0ヵ月

	Mean	S.D.	Patient	(−) (+)	
Facial angle	83.14	2.52	84.5	70 80 90 100	90.0
Convexity	169.68	4.61	167.0	150 160 170 180	172.0
A−B plane	−6.98	2.27	−6.5	10 0 −10 −20	−4.5
Mandibular plane	31.98	2.40	29.0	20 30 40 50	25.0
Y−axis	64.61	2.99	64.5	50 60 70 80	58.5
Occlusal plane	14.20	3.48	13.0	0 10 20 30	7.5
Interincisal	124.32	6.85	115.0	110 120 130 140	127.5
L−1 to Mandibular	93.78	5.94	94.5	80 90 100 110	88.0
FH to SN	7.28	2.84	1.5	0 10 20	7.0
SNP	76.07	2.79	83.0	60 70 80 90	83.0
SN−Gn	71.66	2.82	65.5	60 70 80 90	65.5
SNA	80.91	3.07	89.0	70 80 90 100	86.5
SNB	76.15	2.84	84.5	60 70 80 90	83.0
U−1 to FH plane	109.83	5.25	121.0	90 100 110 120	119.5
U−1 to SN plane	102.75	5.49	119.5	90 100 110 120	112.0
Gonial angle	129.20	4.65	124.5	110 120 130 140	128.5
GZN	89.68	3.69	85.5	70 80 90 100	83.5
Ramus inclination	82.62	5.55	84.5	70 80 90 100	76.5

（Standard : by Iizuka）

DEPARTMENT OF PEDIATRIC DENTISTRY TSURUMI UNIVERSITY SCHOOL OF DENTAL MEDICINE

[症例2]

初診時6歳2ヵ月の女子（図5-5a～g）．この症例も1975年に治療を開始した．

診断：下顎体の前方回転が大きく，顎角が相対的に

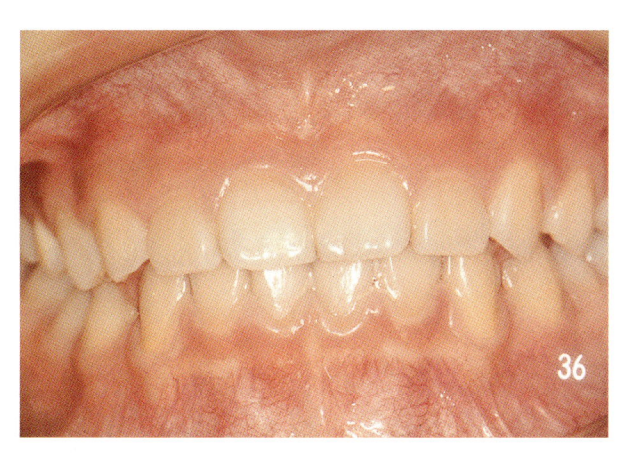

第5章　チンキャップによる骨格性反対咬合の治療

図5-5e	図5-5f
	図5-5g

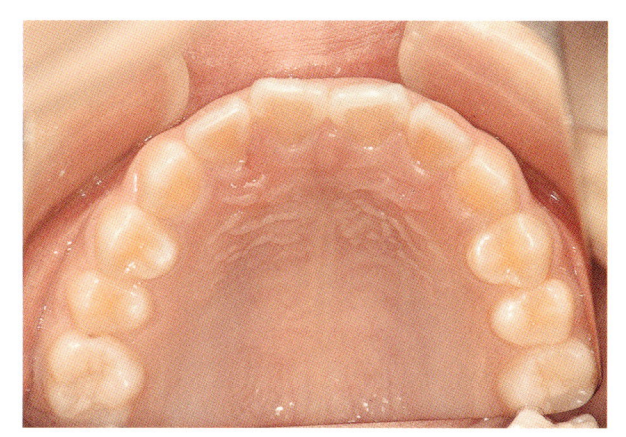

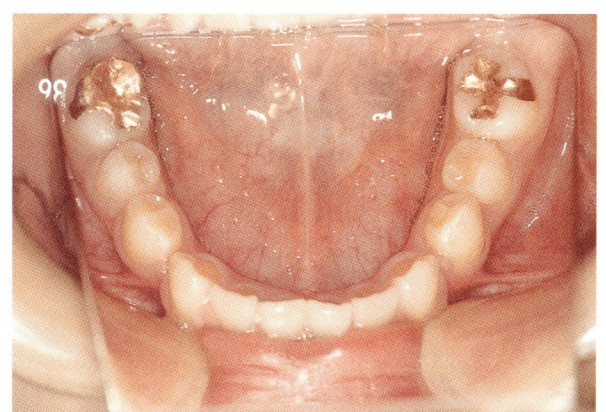

図5-5e　チンキャップ使用休止後（8歳11ヵ月）の前歯部咬合状態．
図5-5f　上顎歯列．
図5-5g　下顎歯列．

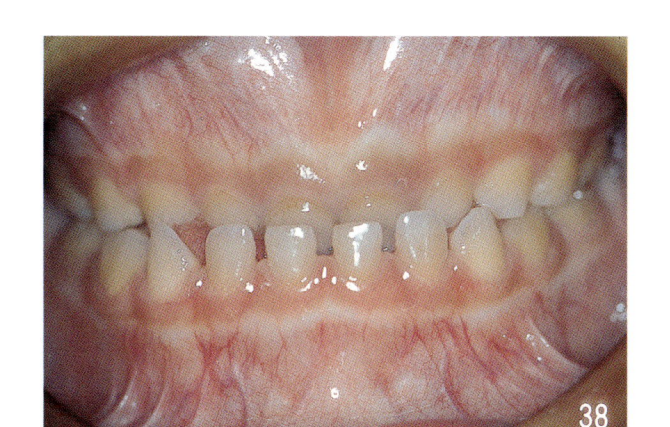

図5-6a　［症例3］の術前咬合状態を示す（5歳3ヵ月）．

大きい．上顎の切歯の歯軸傾斜は大きく下顎切歯の歯軸傾斜は小さいが，顔面平面角が大きいために反対咬合となっている．
治療経過：6歳3ヵ月でチンキャップの使用を始め，6歳10ヵ月で前歯部被蓋の改善を見たが，下顎骨の改造成長が十分制御され，上下顎の骨格性因子のバランスが改善した8歳3ヵ月まで，チンキャッ

プの使用を続け，以後チンキャップの使用を休止した．

［症例3］
　初診時5歳0ヵ月の女児（図5-6a～g）．この症例も1975年に治療を開始した．このケースは初診時のセファロ写真に見られるように，上下顎の骨格性

59

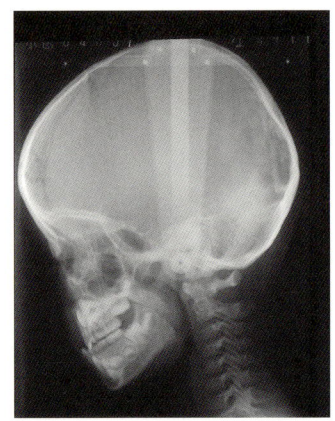

図5-6b ［症例3］初診時のセファロ写真で，上下顎の前方成長のアンバランスは明らかである．

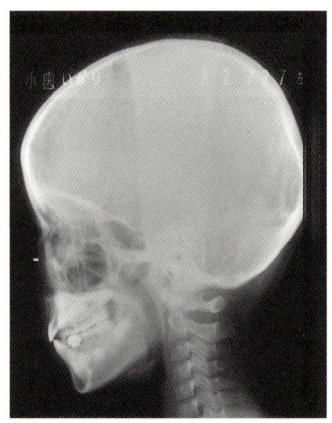

図5-6c 前歯部被蓋改善時（チンキャップ使用を開始して2年5ヵ月後）のセファロ写真．

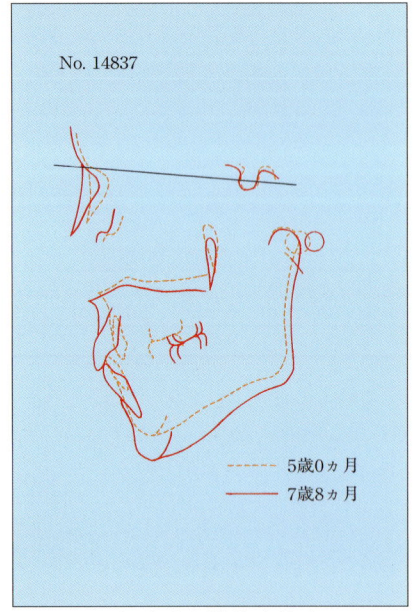

図5-6d 初診時と被蓋改善時のセファロ写真トレースS-SN重ね合わせである．中顔面部の前下方成長に対して下顎骨の前方成長は制御され，後下方成長を示している．歯列性因子の改善も良好な咬合関係に貢献していることは図5-6eの角度分析結果の重ね合わせに示されている．

----- 5歳0ヵ月
——— 7歳8ヵ月

ROENTGEN CEPHALOMETRIC ANALYSIS
（ⅢA　7歳8ヵ月±1.2）

症例番号 14837　患児氏名 ———　7歳8ヵ月　Dr. ———　5歳0ヵ月

	Mean	S.D.	Patient		
Facial angle	83.74	3.33	78.0		81.0
Convexity	163.51	5.26	170.0		176.0
A–B plane	−6.72	2.43	−5.5		−0.0
Mandibular plane	31.46	5.08	30.0		23.0
Y–axis	63.77	3.57	69.5		65.5
Occlusal plane	14.47	3.99	18.0		20.0
Interincisal	133.90	12.13	124.0		160.0
L–1 to Mandibular	89.53	6.49	97.5		95.0
FH to SN	7.97	2.95	5.5		5.5
SNP	75.89	5.51	72.5		75.5
SN–Gn	71.58	1.92	75.0		70.5
SNA	81.36	3.29	77.5		77.5
SNB	76.20	2.89	73.0		77.0
U–1 to FH plane	104.79	9.04	109.0		81.5
U–1 to SN plane	96.79	8.24	103.5		76.0
Gonial angle	130.14	1.26	122.0		119.5
GZN	89.44	5.30	93.0		89.5
Ramus inclination	81.61	4.40	87.5		84.0

（Standard：by Iizuka）
DEPARTMENT OF PEDIATRIC DENTISTRY TSURUMI UNIVERSITY SCHOOL OF DENTAL MEDICINE

図5-6e 図5-6dの角度分析値の重ね合わせである．

因子の成長に著しいアンバランス，すなわち，下顎体が大きく，それに加えて中顔面部に著しい劣成長が認められた．

治療経過：5歳3ヵ月（乳歯列期）からチンキャップによる下顎骨の改造成長の制御を開始した．2年5ヵ月後に被蓋改善が見られた．

第 5 章　チンキャップによる骨格性反対咬合の治療

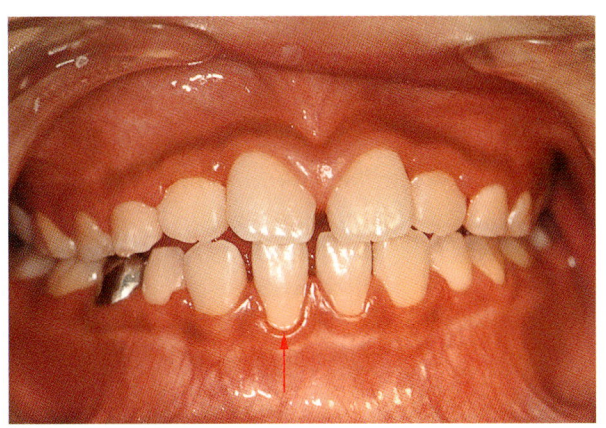

図 5-6f　被蓋改善時の咬合状態（チンキャップの使用を始めて 2 年 5 ヵ月後の口腔内所見）．$\overline{1|}$には咬合性外傷の痕跡（矢印）が認められる．

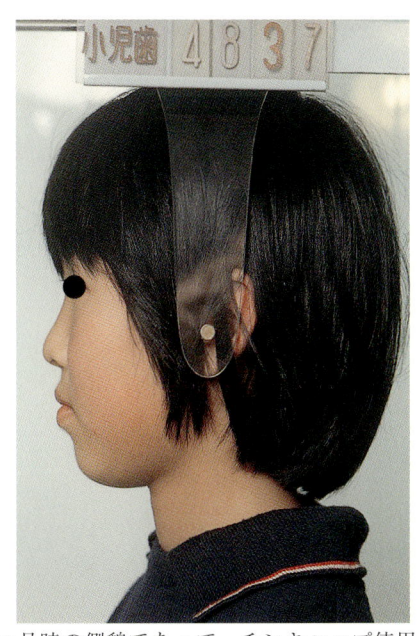

図 5-6g　10 歳 1 ヵ月時の側貌であって，チンキャップ使用を始めてから 4 年が経過している．

治癒機転：下顎骨の前方成長は制御され，後方回転とそれに対応した顎角の縮小が下顎下縁平面角を安定させている．すなわち下顎骨の改造成長はチンキャップの使用によって制御され，中顔面部の劣成長も改善されている．歯列性因子もそれに対応した望ましい変化を示している．

Ⅳ. ディスクレパンシーを伴った骨格性反対咬合の治療

　骨格性因子が主体をなしてはいるが，歯列性因子が関与する場合も多いことは，前項でも指摘したが，それに加えて，歯列性因子と骨格性因子の間に不調和が認められる，いわゆるディスクレパンシーが関与している骨格性反対咬合に遭遇する場合も少なくない．

　中顔面部の劣成長が主体をなしていると，歯の成長素材（tooth material）が特に大きいケースでなくても，上顎の歯槽基底（basal arch）との間にディスクレパンシーが生じやすいことは，想像に難くない．

　このようなケースに遭遇した場合には，いきなり中顔面部に見られるディスクレパンシーを解消しようとせず，まず中顔面部と下顎骨の間の，骨格性因子の不調和を緩和するように努力するのが賢明である．

　すなわち，鼻上顎複合体と下顎骨の成長能（growth potential）が大きいうちに，チンキャップによって顔面頭蓋の改造成長を制御して，両者に見られる不調和を解消ないし軽減した後に，上顎の歯槽基底と歯の成長素材の間に見られるディスクレパンシーを解消するのである．

　ディスクレパンシーの解消にあたっても，安易に第一小臼歯の抜去だけを考えるのではなくて，歯槽基底の拡大や，第一大臼歯の遠心移動なども考慮に入れて治療計画を立てることが望ましい．マイナスの因子が見られる歯槽基底の大きさに，さらにマイナスの因子を付与するようなことは，できれば避けたいからである（リゲーナーの項の［症例 2］・P45 参照のこと）．

　ただし，明らかなディスクレパンシーケースには，上顎ないし上下顎の歯の成長素材を小さくして（一般に第一小臼歯の抜歯によって），対応する必要がある．

　まず，上下顎に見られる骨格性因子の不調和は成長能が大きなうちに片付け，ついで骨格性因子と歯列性因子の間に見られるディスクレパンシーを解消する，というように個体のもっている複雑な問題を単純化して対処することが肝要である．

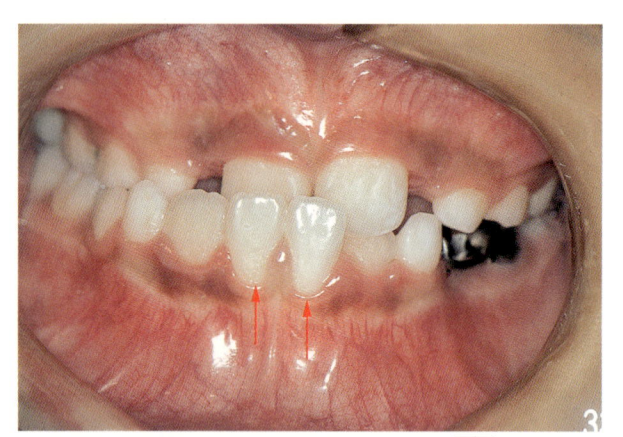

図5-7a [症例1]の術前咬合状態を示す．1|1の歯頸部歯肉の退縮（矢印）は咬合性外傷によるもので，早期の咬合改善が望まれる．

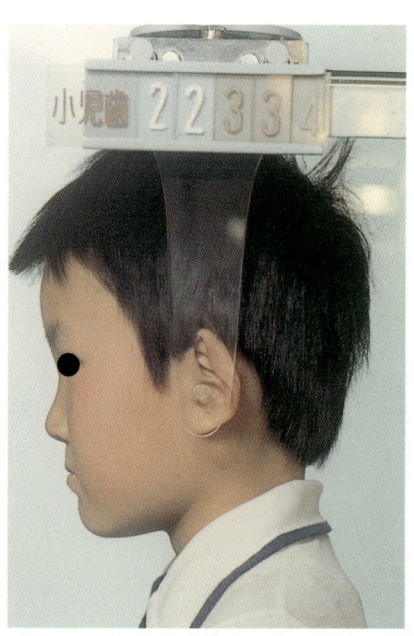

図5-7b 初診時7歳6ヵ月の男子の側貌．中顔面部の劣成長は明らかである．

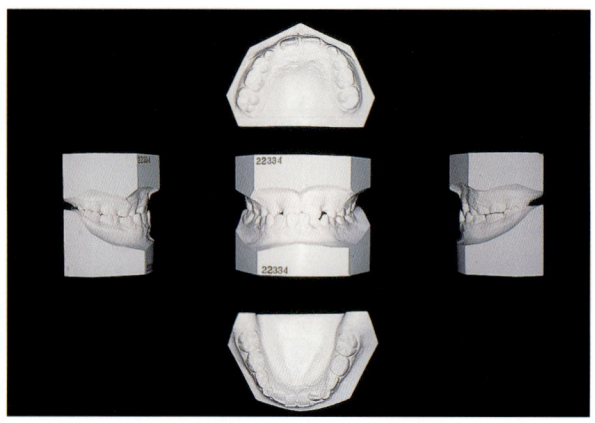

図5-7c 術前の歯列模型でB|Bの早期脱落などディスクレパンシーを示唆する所見が認められる（1981）．

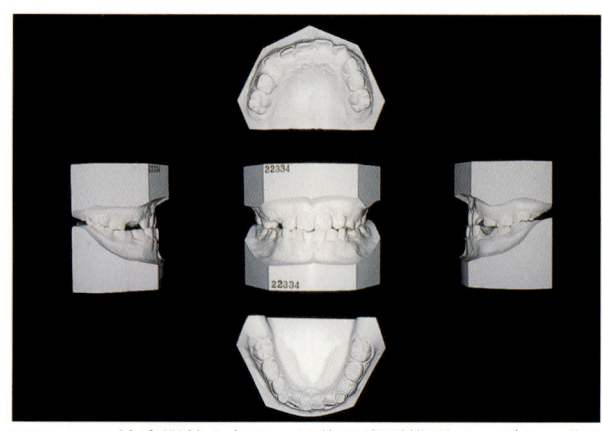

図5-7d 治療開始1年5ヵ月後の歯列模型で，2|2の萌出に伴うC|Cの早期脱落が見られ，ディスクレパンシーの兆候は明らかである．

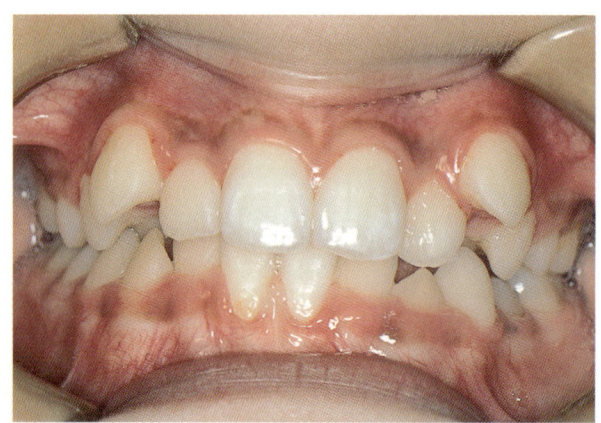

図5-7e ⅢB後期の咬合状態．切歯部の被蓋は改善されているが，上下顎のスペース不足は明らかである．

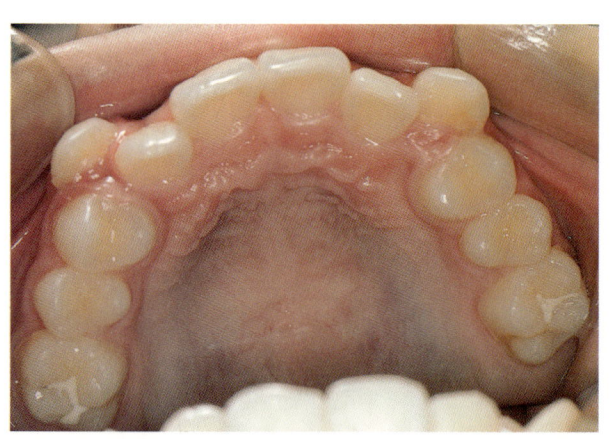

図5-7f 同時期の上顎歯列．

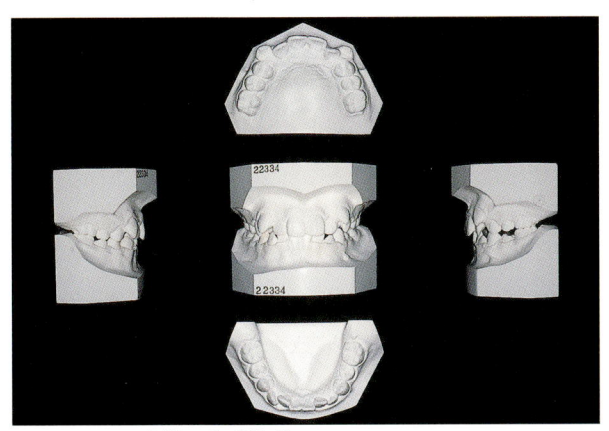

第5章　チンキャップによる骨格性反対咬合の治療

図5-7g　同時期の歯列模型.

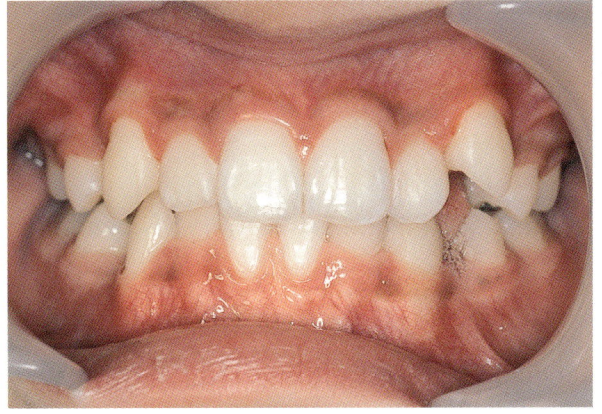

図5-7h　上下顎の第一小臼歯4歯を抜去して，ディスクレパンシーの解消を図った.

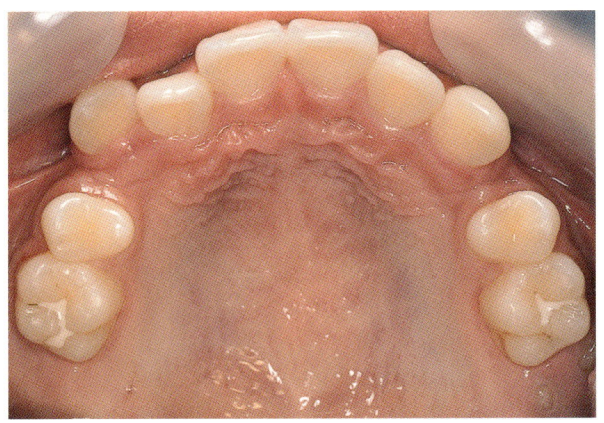

図5-7i　マルチブラケット装置装着前の上顎歯列.

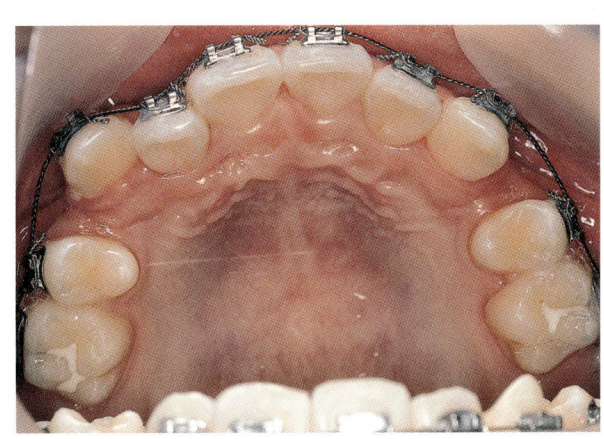

図5-7j　マルチブラケット装置装着後の上顎歯列.

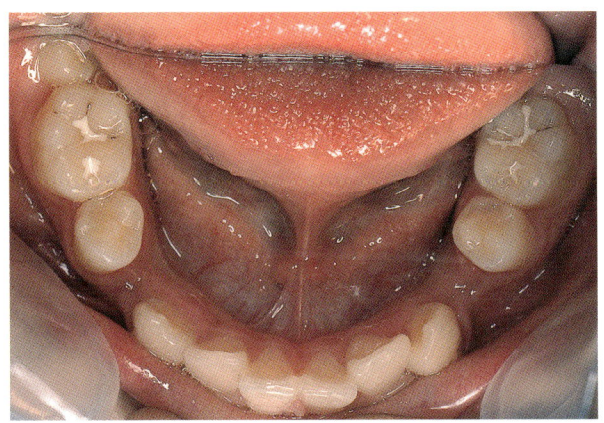

図5-7k　マルチブラケット装置装着前の下顎歯列.

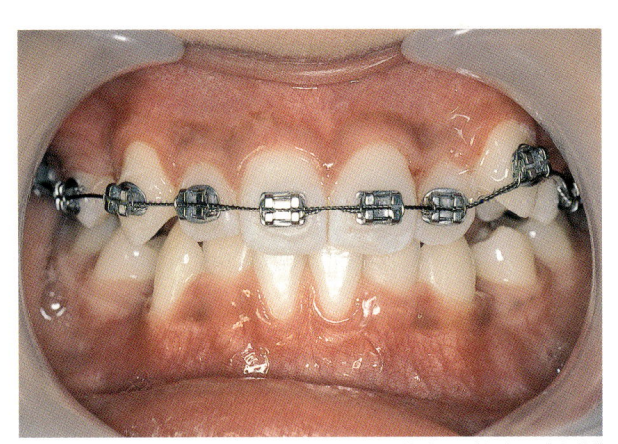

図5-7l　マルチブラケット装置の装着を開始する（上顎）1984年当時はまずツイスト・アーチワイヤーを使用していた.

[症例1]

　初診時年齢7歳6ヵ月の男子（図5-7a～t）. 骨格性反対咬合症例に上顎のディスクレパンシーを示唆する乳歯の早期脱落が認められたケースである.

　下顎体が大きく，中顔面部の劣成長も見られ，チンキャップによる治療を開始した. 術前のスタディモデルにも上顎両側の乳側切歯の早期脱落が認められる.

　治療開始1年5ヵ月のスタディモデルでは上顎両側の側切歯の萌出に伴う両側乳犬歯の早期脱落が認

63

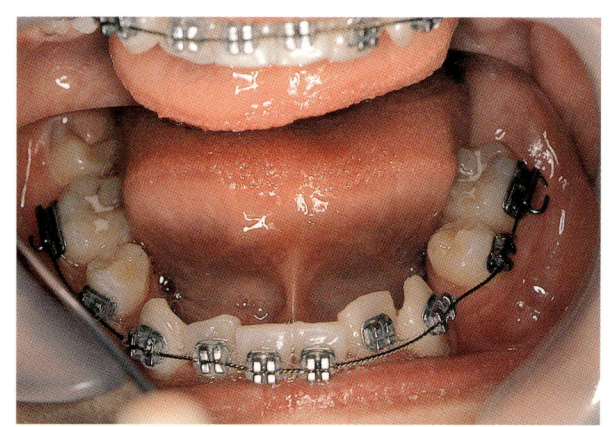

図5-7m マルチブラケット装置の装着(下顎). ツイスト・アーチワイヤーをセットする.

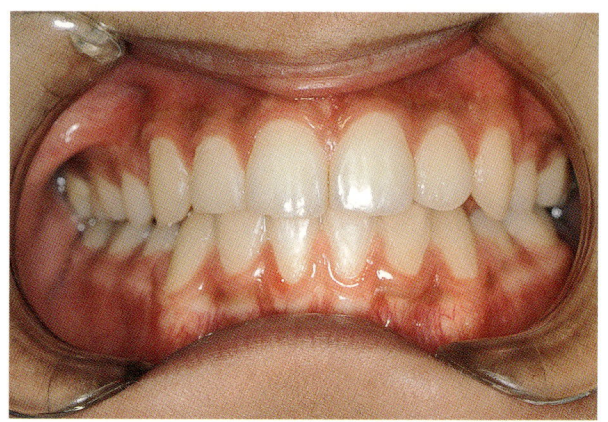

図5-7n マルチブラケット装置による排列を完了. マルチブラケット装置の使用期間は2年6ヵ月であった.

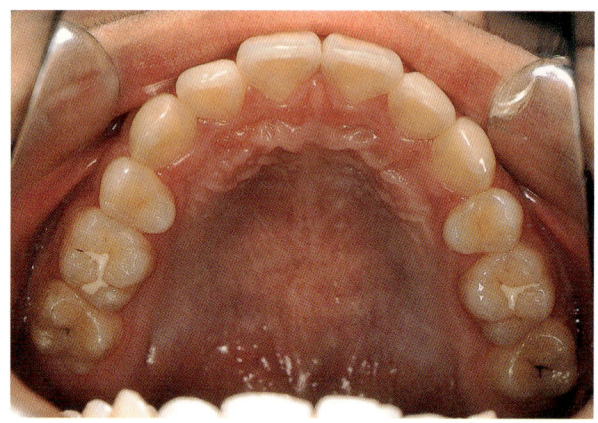

図5-7o 治療終了時の上顎歯列(1987).

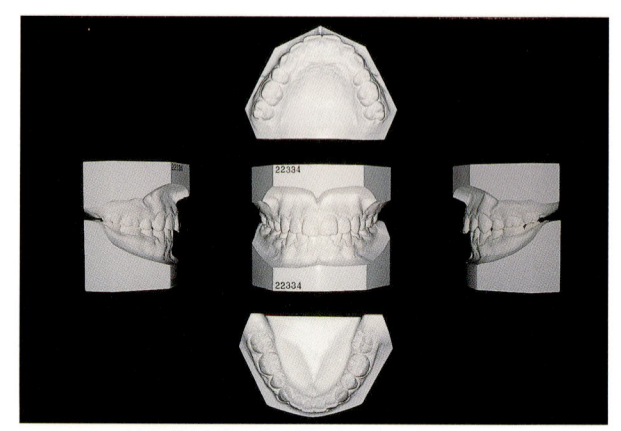

図5-7p 治療終了時の歯列模型.

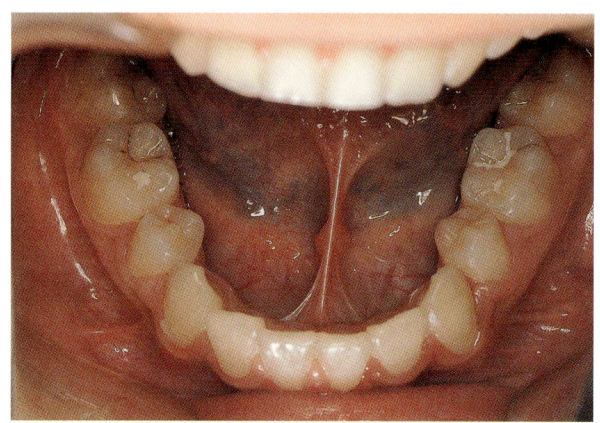

図5-7q 治療終了時の下顎歯列(1987).

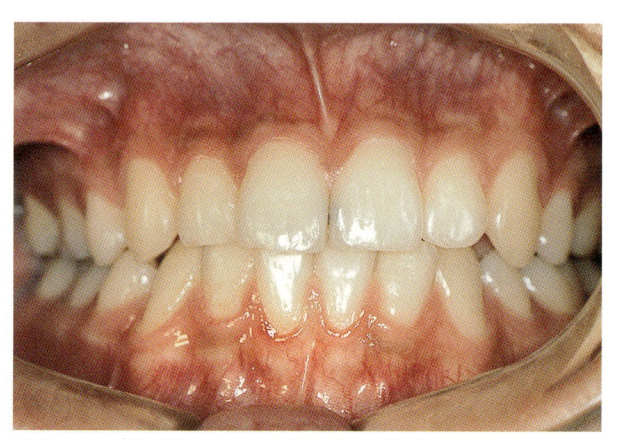

図5-7r 歯列性因子の咬合管理終了時の咬合状態(1991).

められた. 歯齢ⅢB(3年3ヵ月後)には切歯部の被蓋は改善しているが, 上下顎のスペース不足は明らかであり, いわゆる4 bis extraction case として, この段階で上下顎の第一小臼歯4歯の抜歯を実施した. その後はマルチブラケット装置を用いて, 咬合改善を行なった. マルチブラケット装置使用期間は2年6ヵ月であった.

図5-7s,tは咬合管理終了時のスタディモデルと側貌(17歳11ヵ月)である.

64

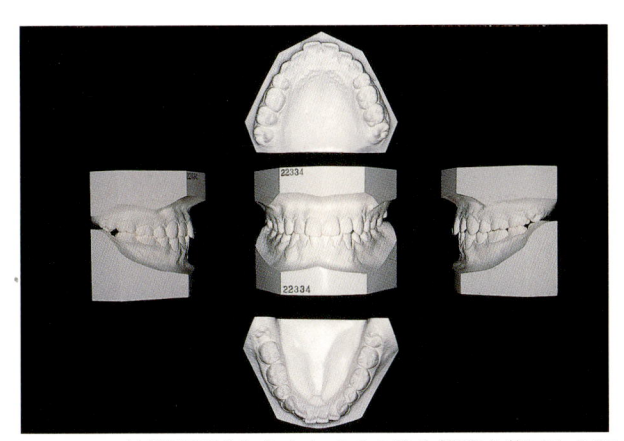

第5章　チンキャップによる骨格性反対咬合の治療

図5-7s　骨格性因子を含めすべての咬合管理を終了した17歳11ヵ月時の歯列模型．

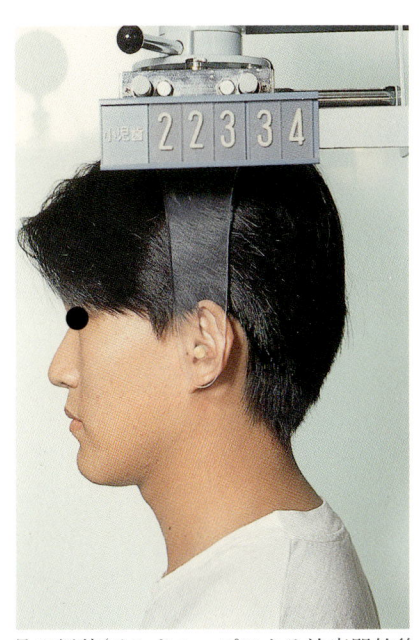

図5-7t　17歳11ヵ月の側貌（チンキャップによる治療開始後10年の所見）．

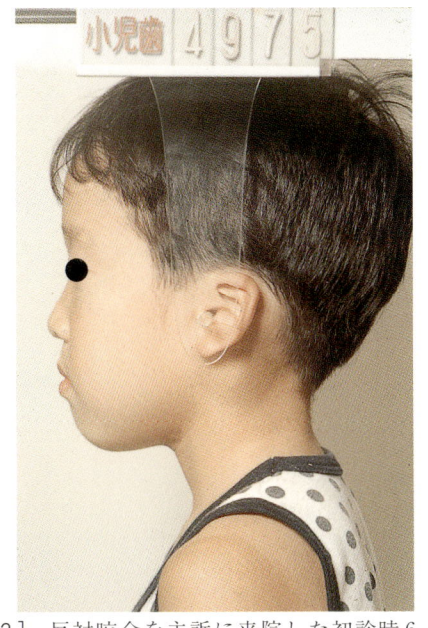

図5-8a-1［症例2］　反対咬合を主訴に来院した初診時6歳1ヵ月の一卵性双生児（兄）（1976）．

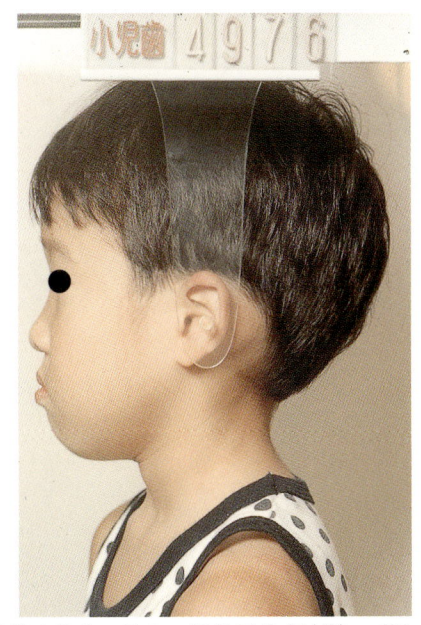

図5-8a-2　初診時6歳1ヵ月の一卵性双生児（弟）いずれも中顔面の劣成長が目立つ（1976）．

［症例2］

　初診時年齢6歳1ヵ月の一卵性双生児男子（図5-8a-1～s）．卵性診断によって一卵性双生児であることが確認されている兄弟で，反対咬合を主訴として来院した．図5-8a～d-1，2に見られるように2児の側貌，咬合状態は非常によく似ており，反対咬合には家族性も認められた．

　6歳1ヵ月から16歳に至るほぼ10年間，二人は殆ど一緒に受診していたので，治療効果や資料分析結果の比較検討が容易であった．

65

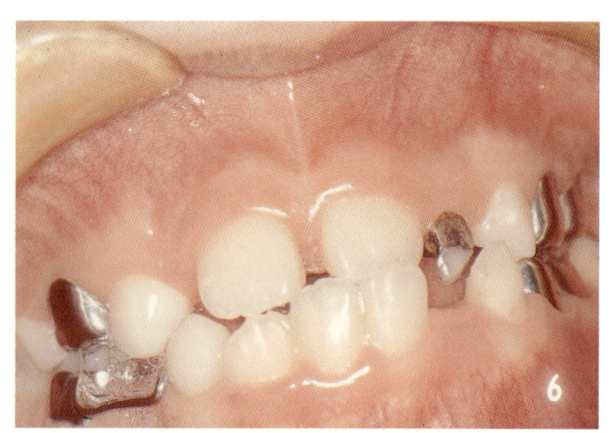

図5-8b-1 初診時咬合状態（兄）(1976).（大森郁朗：簡明小児歯科学. 第4版, 医歯薬出版, 東京, 1996.より転載）

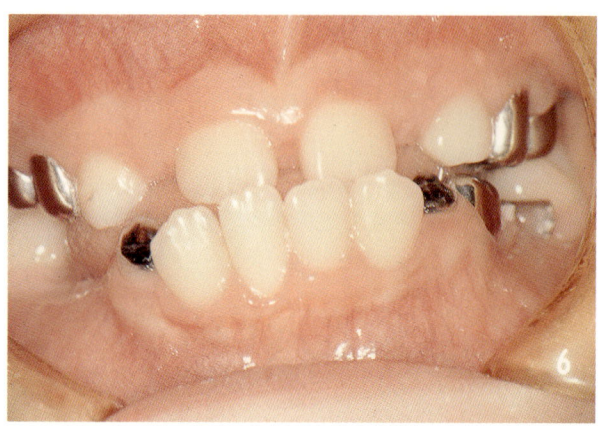

図5-8b-2 初診時咬合状態（弟）(1976).（大森郁朗：簡明小児歯科学. 第4版, 医歯薬出版, 東京, 1996.より転載）

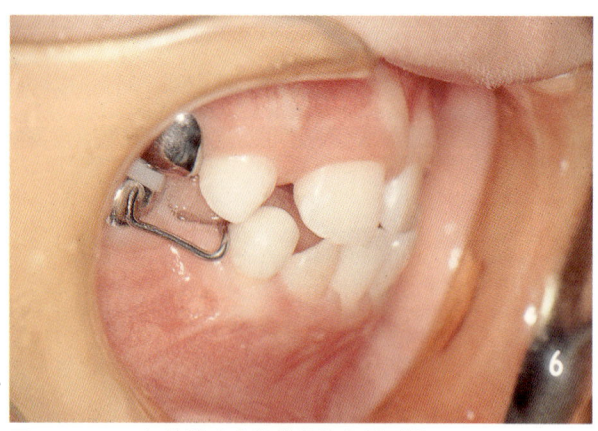

図5-8c-1 初診時咬合状態（兄）右側面観.

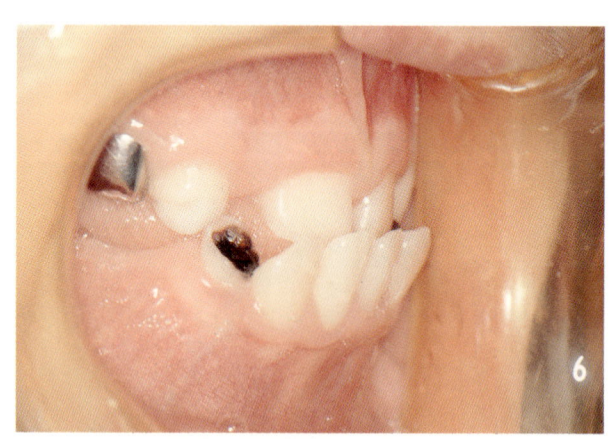

図5-8c-2 初診時咬合状態（弟）右側面観.

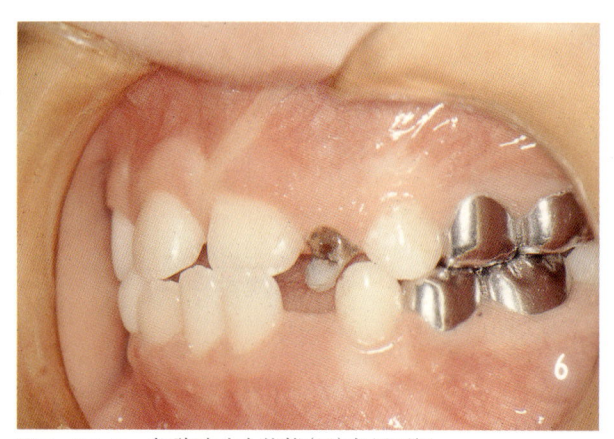

図5-8d-1 初診時咬合状態（兄）左側面観.

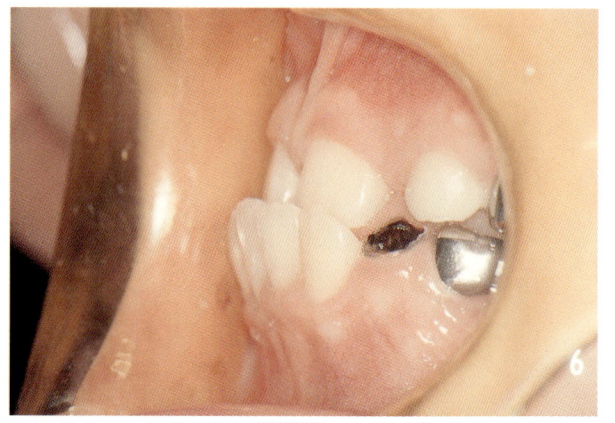

図5-8d-2 初診時咬合状態（弟）左側面観.

診断：両者に中顔面部の劣成長と顎角の開大，下顎の前方回転が見られ，これらに上顎切歯の舌側傾斜と下顎切歯の唇側傾斜が随伴した骨格性反対咬合である．

治療計画：まず整形力（600〜750g）を用いたチンキャップにより，下顎骨の改造成長を制御して，骨格性因子の不調和を解消する．両側乳犬歯部に見られる早期接触には切縁削整を実施する．

治療経過：両者ともに6歳4ヵ月にチンキャップによる治療を開始して，6歳10ヵ月には中切歯の被蓋

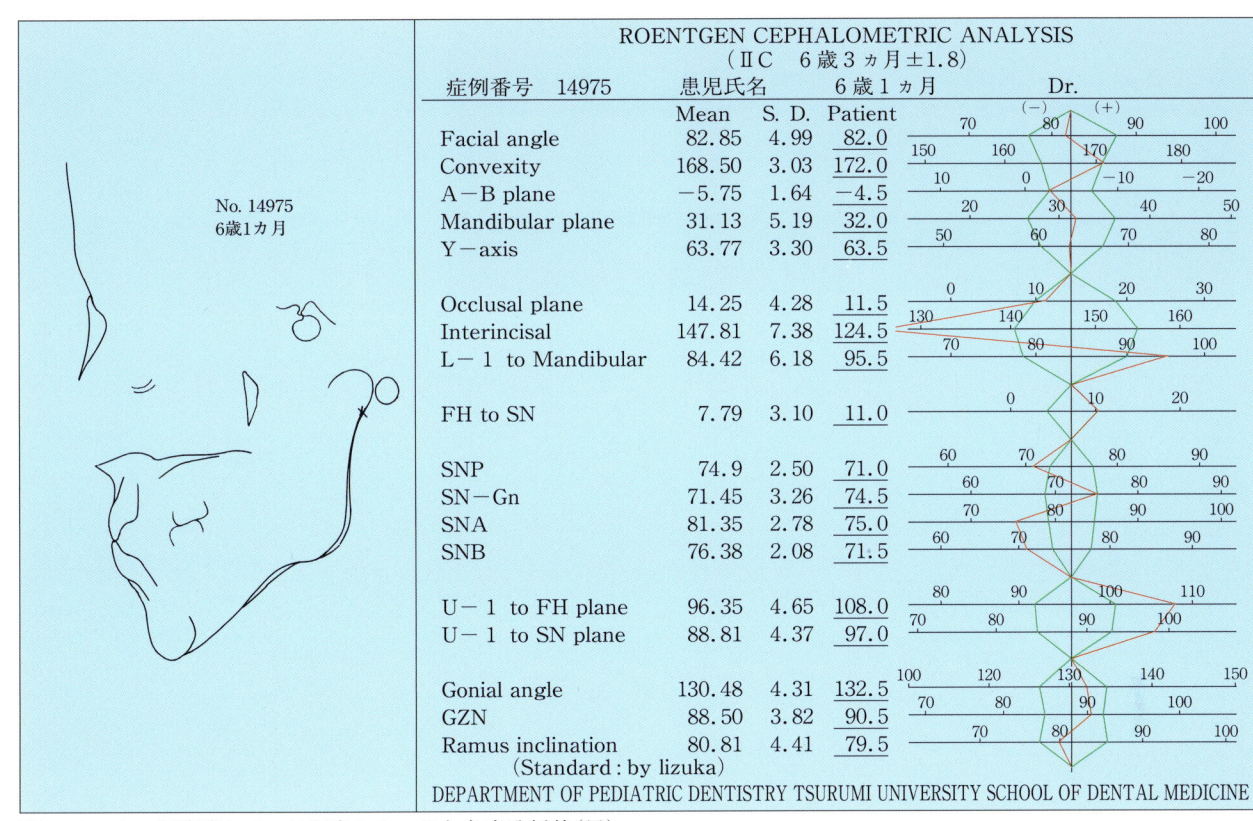

第5章　チンキャップによる骨格性反対咬合の治療

図5-8e-1　初診時セファロ写真トレースと角度分析値(兄).

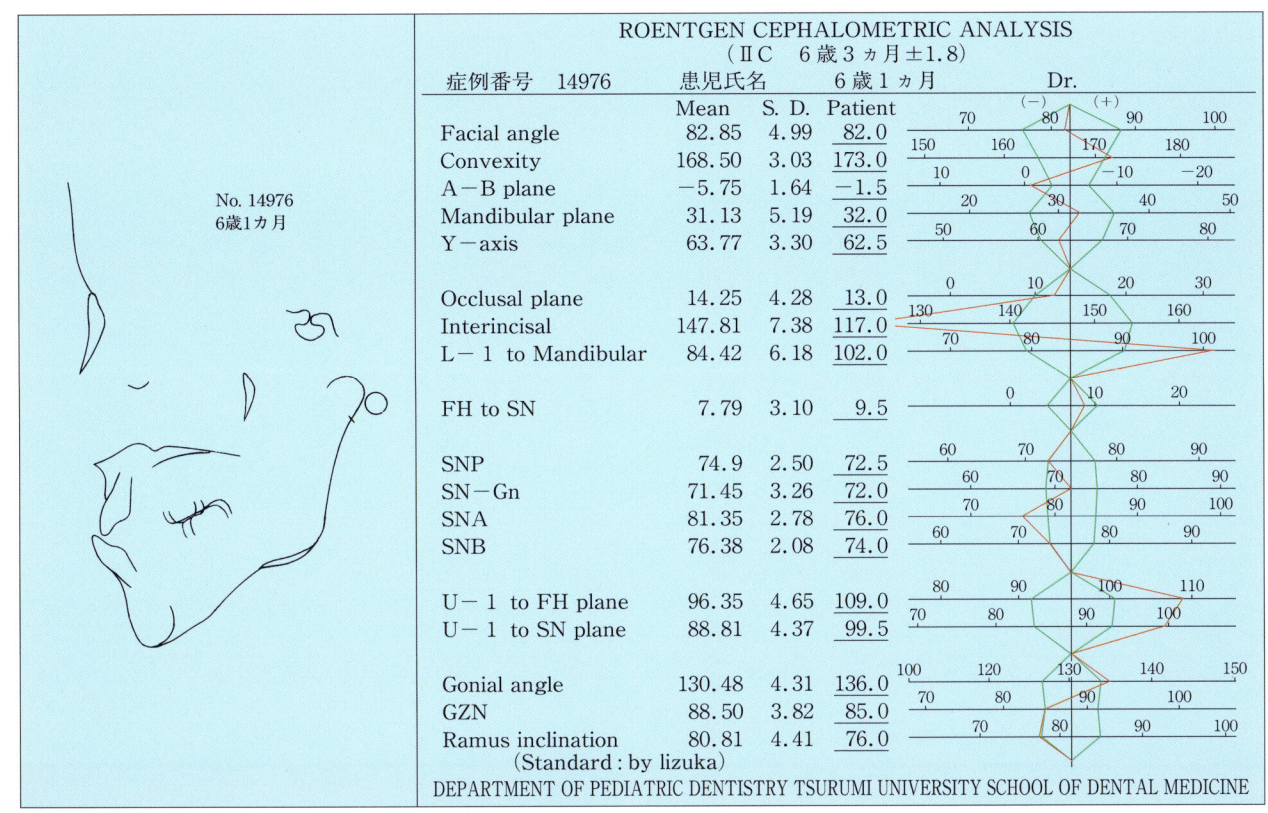

図5-8e-2　初診時セファロ写真トレースと角度分析値(弟).

は改善した．7歳9ヵ月には切歯部被蓋の改善を見た．両者ともに上顎にディスクレパンシーが認めら れたが，兄のスペース不足は右側のみに見られたので，形成不全が見られた右側の第二小臼歯1歯を摘

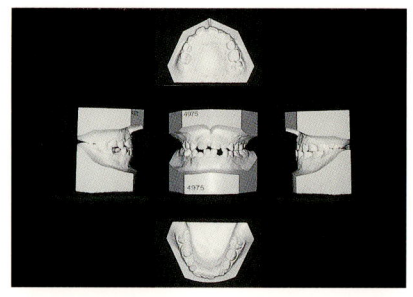

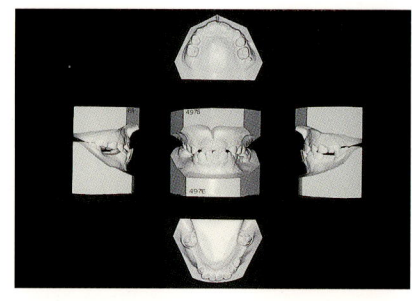

図5-8f-1　初診時歯列模型（兄）
図5-8f-2　初診時歯列模型（弟）

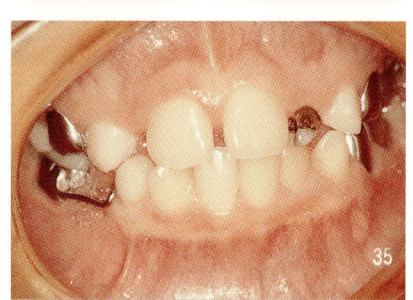

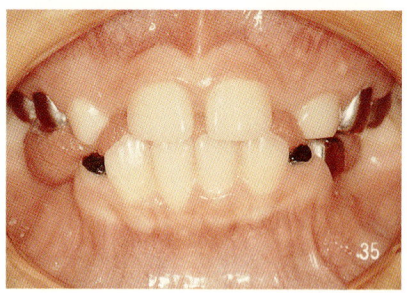

図5-8g-1　チンキャップの使用により前歯部被蓋は改善した（6歳10ヵ月）（兄）
図5-8g-2　チンキャップの使用により前歯部被蓋は改善した（6歳10ヵ月）（弟）

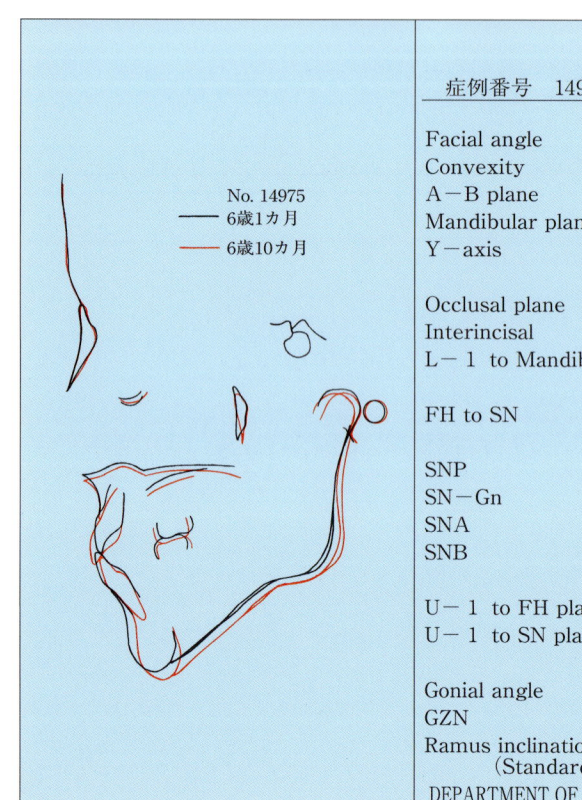

ROENTGEN CEPHALOMETRIC ANALYSIS
（ⅢA　7歳8ヵ月±1.2）

症例番号　14975　　患児氏名　　6歳1ヵ月　　6歳10ヵ月　　Dr.

No. 14975
――― 6歳1ヵ月
――― 6歳10ヵ月

	Mean	S.D.	6歳1ヵ月		6歳10ヵ月
Facial angle	83.74	3.33	82.0		80.5
Convexity	163.51	5.26	172.0		169.5
A-B plane	-6.72	2.43	-4.5		-6.5
Mandibular plane	31.46	5.08	32.0		33.0
Y-axis	63.77	3.57	63.5		65.5
Occlusal plane	14.47	3.99	11.5		14.0
Interincisal	133.90	12.13	124.5		123.0
L-1 to Mandibular	89.53	6.49	95.5		92.5
FH to SN	7.97	2.95	11.0		11.0
SNP	75.89	5.51	71.0		69.5
SN-Gn	71.58	1.92	74.5		76.5
SNA	81.36	3.29	75.0		74.5
SNB	76.20	2.89	71.5		70.0
U-1 to FH plane	104.79	9.04	108.0		111.5
U-1 to SN plane	96.79	8.24	97.0		100.5
Gonial angle	130.14	1.26	132.0		129.0
GZN	89.44	5.30	90.5		95.0
Ramus inclination	81.61	4.40	79.5		84.0

（Standard : by Iizuka） 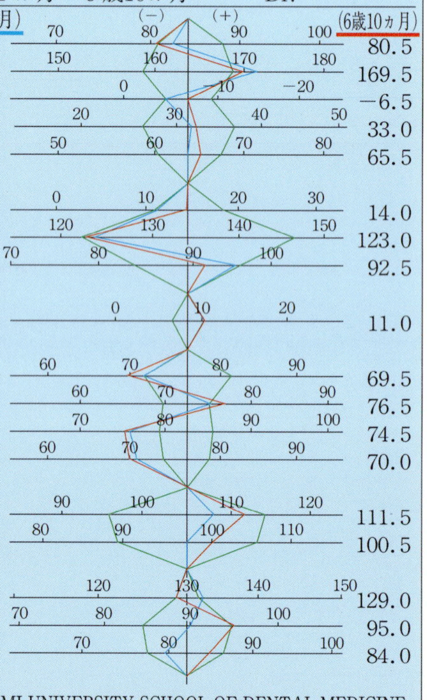
DEPARTMENT OF PEDIATRIC DENTISTRY TSURUMI UNIVERSITY SCHOOL OF DENTAL MEDICINE

図5-8h-1　初診時とチンキャップ療法による被蓋改善時のセファロ写真トレースS-SN重ね合わせと角度分析値（兄）．治療開始後わずか数ヵ月のチンキャップ療法であるが，骨格性因子と歯列性因子の制御，改善は明らかに認められる．

出した．弟のスペース不足は両側性に見られたので，両側の第一小臼歯を抜歯した．診療時には身長の増加曲線の観察も続け，第二次成長促進期のピークを過ぎた，16歳時に治療を終了とした．

治癒機転：下顎骨の後方回転に対応した顎角の縮小は，下顎下縁平面角を安定させ，整形力を用いたチンキャップによって制御された下顎骨の改造成長が，顔面頭蓋の改造成長に貢献している．この間に見られた歯列性因子の改善も骨格性因子の改善に対応している．

第5章　チンキャップによる骨格性反対咬合の治療

ROENTGEN CEPHALOMETRIC ANALYSIS
（ⅢA　7歳8ヵ月±1.2）

症例番号 14976	患児氏名	6歳1ヵ月	7歳5ヵ月	Dr.
	Mean	S.D.	6歳1ヵ月	7歳5ヵ月
Facial angle	83.74	3.33	82.0	81.5
Convexity	163.51	5.26	173.0	170.0
A−B plane	−6.72	2.43	−1.5	−5.5
Mandibular plane	31.46	5.08	32.0	31.0
Y−axis	63.77	3.57	62.5	63.0
Occlusal plane	14.47	3.99	13.0	14.5
Interincisal	133.90	12.13	117.0	114.5
L−1 to Mandibular	89.53	6.49	102.0	98.0
FH to SN	7.97	2.95	9.5	11.0
SNP	75.89	5.51	72.5	70.5
SN−Gn	71.58	1.92	72.0	74.0
SNA	81.36	3.29	76.0	75.5
SNB	76.20	2.89	74.0	71.5
U−1 to FH plane	104.79	9.04	109.0	116.5
U−1 to SN plane	96.79	8.24	99.5	105.5
Gonial angle	130.14	1.26	136.0	131.5
GZN	89.44	5.30	85.0	90.0
Ramus inclination	81.61	4.40	76.0	79.5

（Standard : by Iizuka）
DEPARTMENT OF PEDIATRIC DENTISTRY TSURUMI UNIVERSITY SCHOOL OF DENTAL MEDICINE

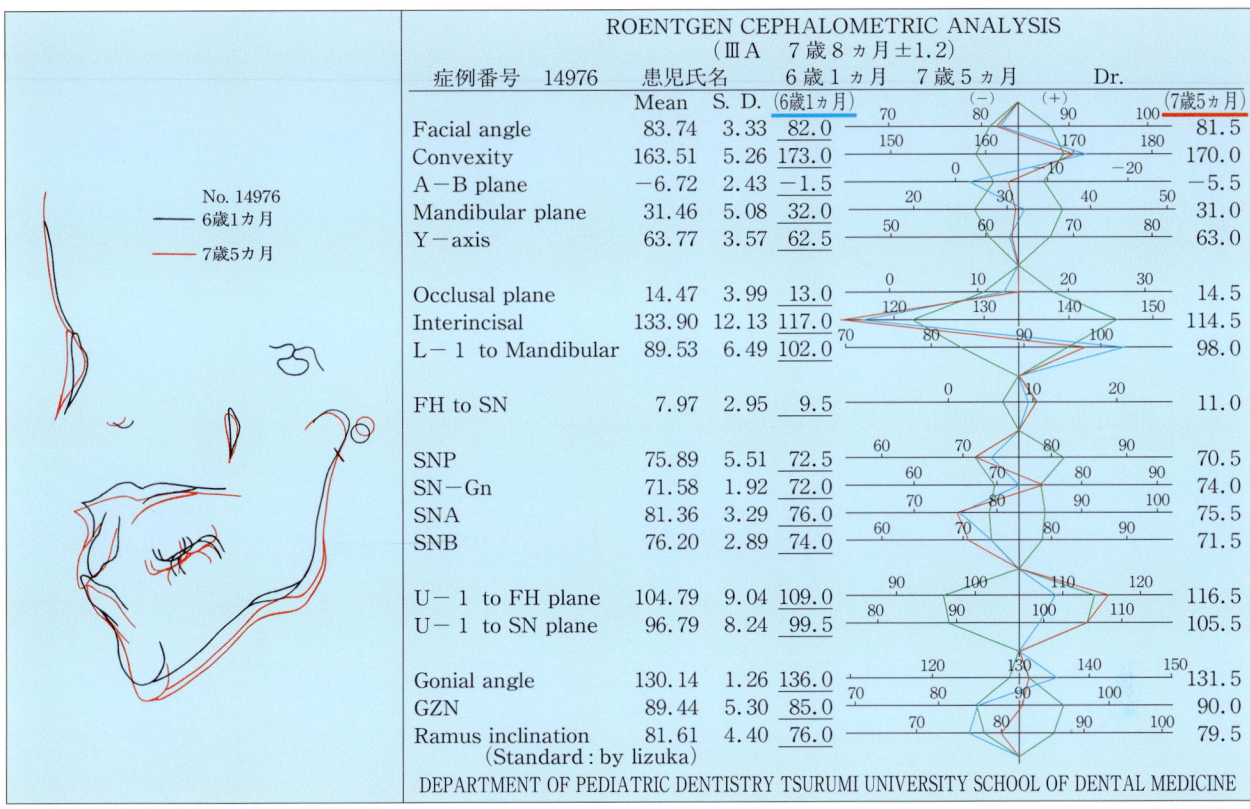

No. 14976
―― 6歳1ヵ月
―― 7歳5ヵ月

図5−8h−2　初診時とチンキャップ療法による被蓋改善時のセファロ写真トレースS-SN重ね合わせとトレースの角度分析値（弟）．骨格性因子と歯列性因子の制御，改善のパターンが兄弟で類似している点に注意．

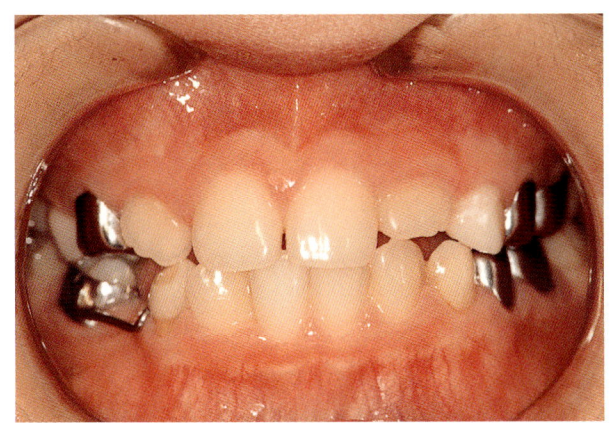

図5−8i−1　2年6ヵ月後の咬合状態（兄）(1978)．

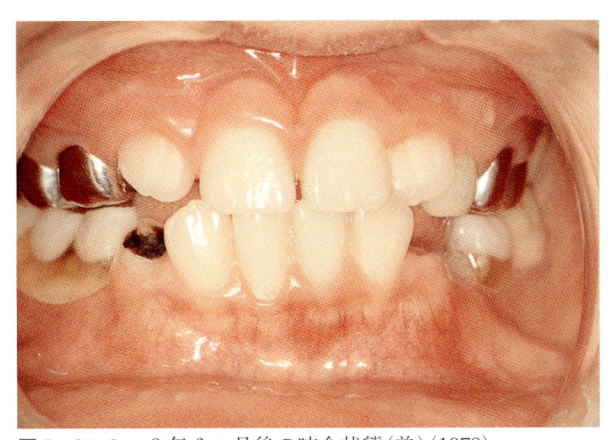

図5−8i−2　2年6ヵ月後の咬合状態（弟）(1978)．

Ⅴ．骨格性反対咬合に適用されるチンキャップ療法の要約

　過去30有余年にわたる，われわれの臨床体験と臨床成績の評価から，骨格性反対咬合の症例に適用されたチンキャップ療法は，小児の顔面頭蓋と咬合の改造成長を制御して，骨格性反対咬合を改善し得るということができる．

　1979年から1994年まで続けた，小児歯科診療室に来院した小児を対象として実施した，咬合機能の発達に関する筋電図学的研究はチンキャップ療法により骨格性反対咬合が改善されると，形態的な改善ばかりでなく，機能的にも正常咬合の子ども達と違いがなくなることを明らかにしている．

　これらの研究結果は，成長期の咬合管理の社会的意義に一つの科学的根拠を与えている．言い換えれば，チンキャップ療法は"Evidence-based Dental Practice"の一つである，ということができる．

ROENTGEN CEPHALOMETRIC ANALYSIS				
(ⅢB　9歳6ヵ月±0.6)				
症例番号　14975　患児氏名　　　　　10歳11ヵ月　Dr.				
	Mean	S.D.	(10歳11ヵ月)	
Facial angle	83.14	2.52	79.5	
Convexity	169.68	4.61	170.5	
A－B plane	－6.98	2.27	－7.5	
Mandibular plane	31.98	2.40	32.0	
Y－axis	64.61	2.99	67.5	
Occlusal plane	14.20	3.48	15.5	
Interincisal	124.32	6.85	119.0	
L－1 to Mandibular	93.78	5.94	101.5	
FH to SN	7.28	2.84	10.5	
SNP	76.07	2.79	69.0	
SN－Gn	71.66	2.82	78.0	
SNA	80.91	3.07	73.0	
SNB	76.15	2.84	68.5	
U－1 to FH plane	109.83	5.25	107.5	
U－1 to SN plane	102.75	5.49	96.5	
Gonial angle	129.20	4.65	122.5	
GZN	89.68	3.69	100.5	
Ramus inclination	82.62	5.55	90.0	
(Standard：by Iizuka)				
DEPARTMENT OF PEDIATRIC DENTISTRY TSURUMI UNIVERSITY SCHOOL OF DENTAL MEDICINE				

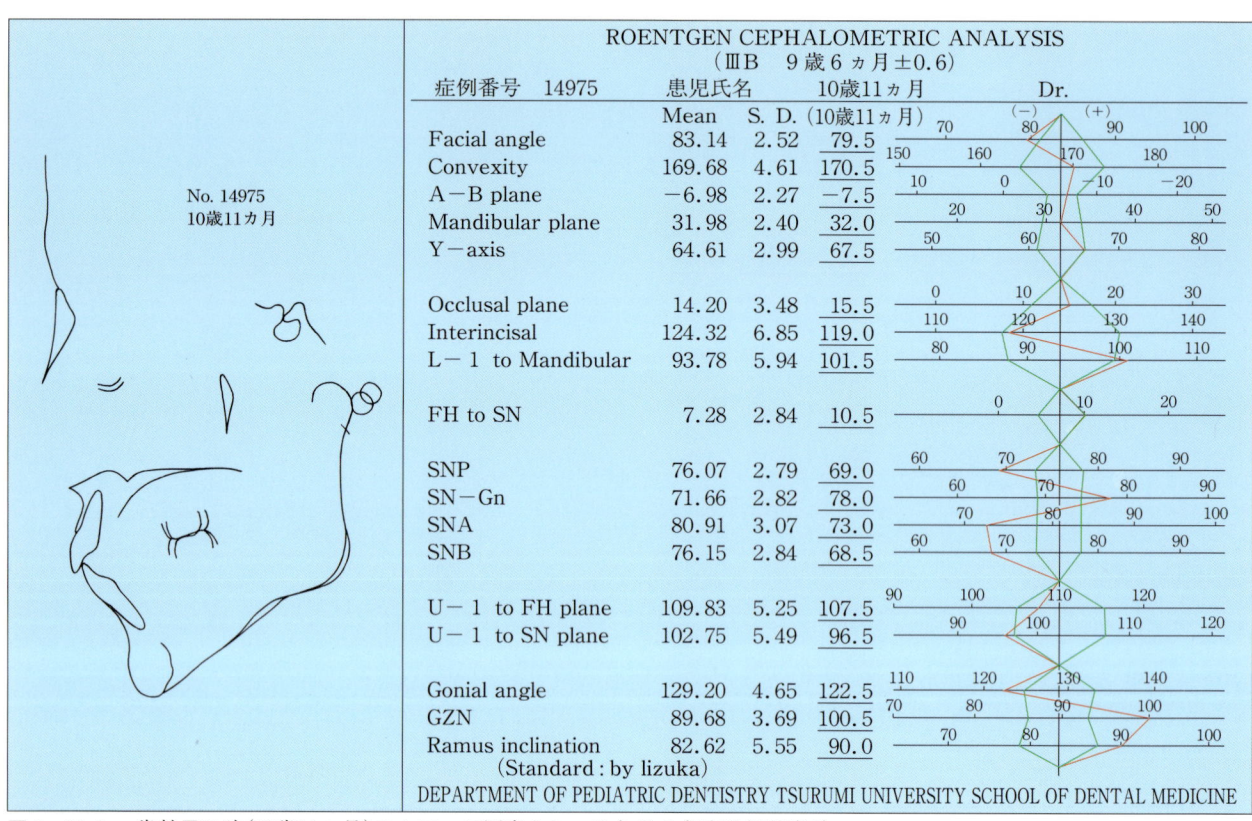

図5-8j-1　歯齢ⅢB時(10歳11ヵ月)のセファロ写真トレースとその角度分析値(兄).

ROENTGEN CEPHALOMETRIC ANALYSIS				
(ⅢB　9歳6ヵ月±0.6)				
症例番号　14976　患児氏名　　　　　10歳11ヵ月　Dr.				
	Mean	S.D.	(10歳11ヵ月)	
Facial angle	83.14	2.52	80.0	
Convexity	169.68	4.61	169.5	
A－B plane	－6.98	2.27	－6.0	
Mandibular plane	31.98	2.40	31.5	
Y－axis	64.61	2.99	65.5	
Occlusal plane	14.20	3.48	14.5	
Interincisal	124.32	6.85	128.0	
L－1 to Mandibular	93.78	5.94	94.0	
FH to SN	7.28	2.84	10.0	
SNP	76.07	2.79	70.0	
SN－Gn	71.66	2.82	76.0	
SNA	80.91	3.07	75.0	
SNB	76.15	2.84	70.5	
U－1 to FH plane	109.83	5.25	106.5	
U－1 to SN plane	102.75	5.49	96.0	
Gonial angle	129.20	4.65	125.5	
GZN	89.68	3.69	96.5	
Ramus inclination	82.62	5.55	86.5	
(Standard：by Iizuka)				
DEPARTMENT OF PEDIATRIC DENTISTRY TSURUMI UNIVERSITY SCHOOL OF DENTAL MEDICINE				

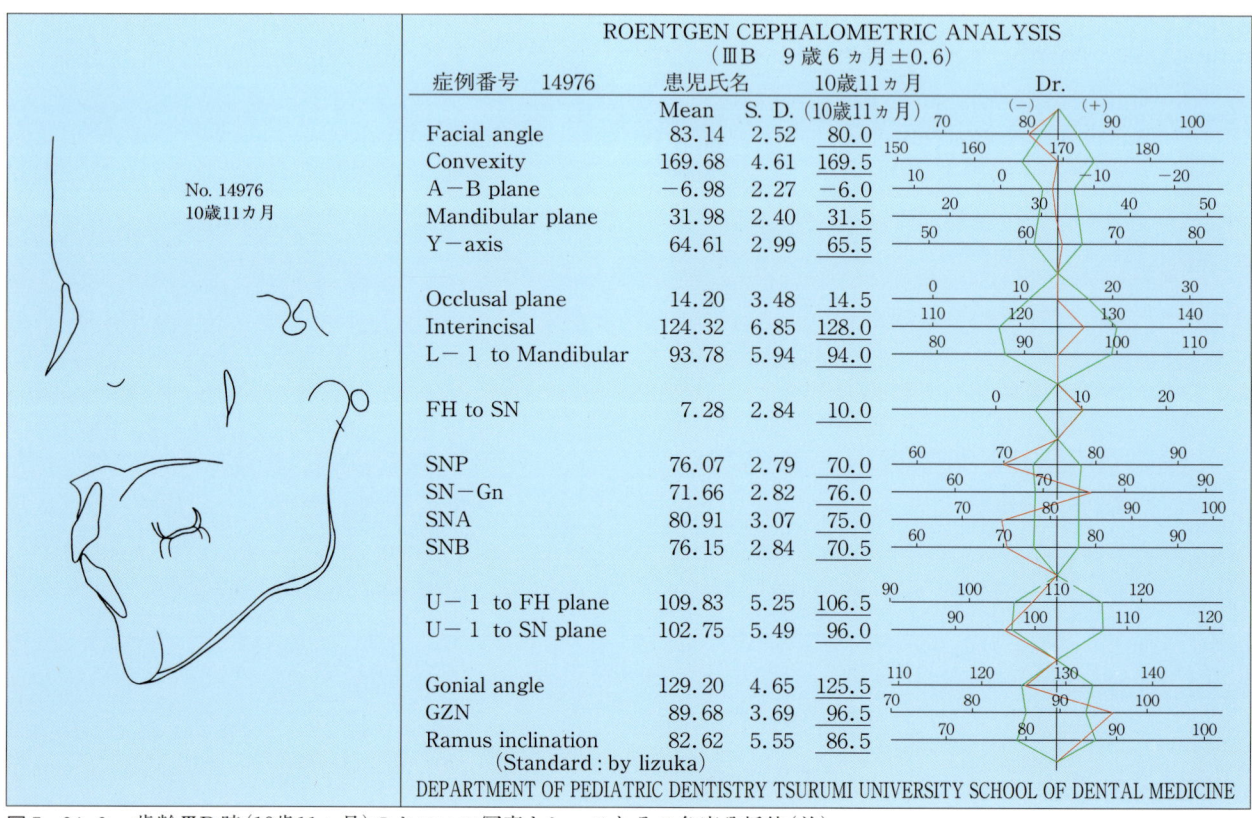

図5-8j-2　歯齢ⅢB時(10歳11ヵ月)のセファロ写真トレースとその角度分析値(弟).

第5章 チンキャップによる骨格性反対咬合の治療

図5-8k-1｜図5-8k-2

図5-8k-1　4年10ヵ月後の兄の歯列模型で，上顎歯列に認められたディスクレパンシーには 5| の摘出で対応した．

図5-8k-2　4年10ヵ月後の歯列模型で，上顎歯列に認められたディスクレパンシーには 4|4 の抜歯で対応した．

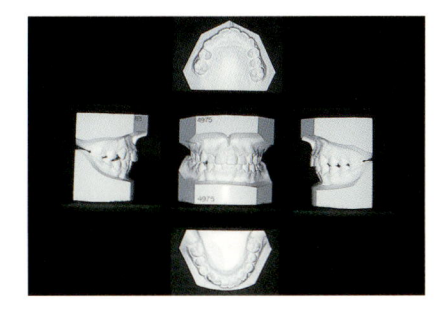

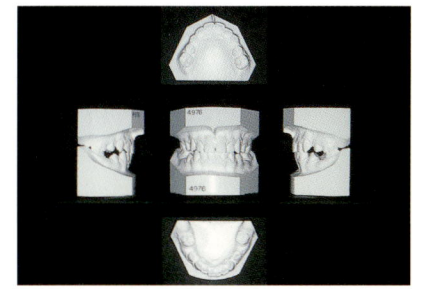

図5-8l-1｜図5-8l-2

図5-8l-1　ほぼ10年後(16歳)の咬合状態(兄)で正中線のズレは片側抜歯によるものである．招来される早期接触には咬合調整で対応した．

図5-8l-2　同時期の咬合状態(弟)で，4|4 抜歯で対応したので正中線のズレは認められない．(大森郁朗：簡明小児歯科学．第4版，医歯薬出版，東京，1996．より転載)

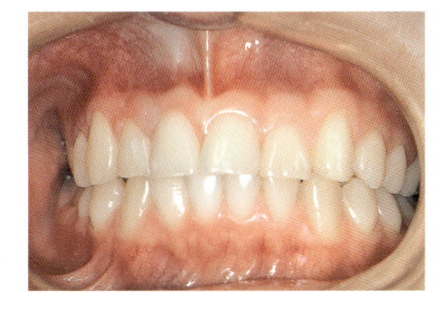

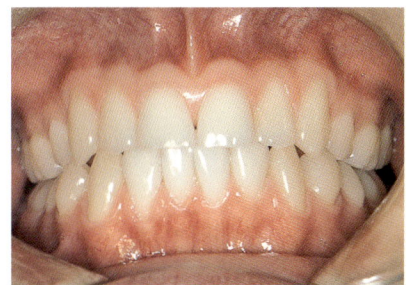

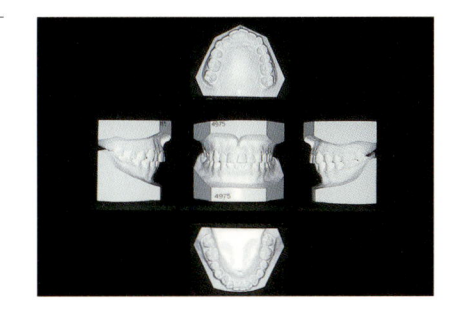

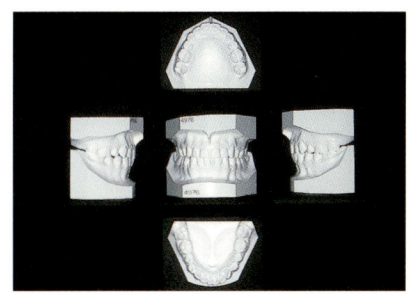

図5-8m-1｜図5-8m-2

図5-8m-1　16歳時の歯列模型(兄)．
図5-8m-2　16歳時の歯列模型(弟)．

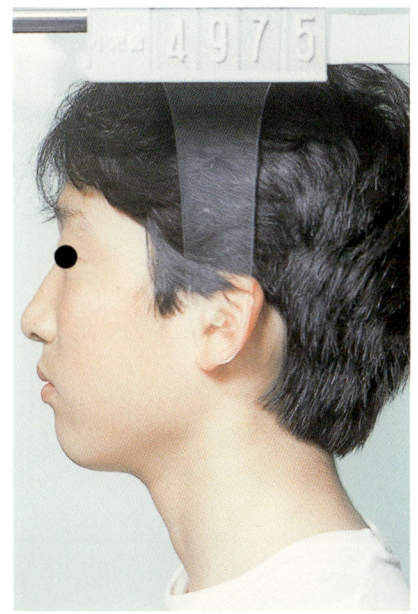

図5-8n-1　16歳時の兄の側貌．初診時に見られた中顔面部の劣成長からは想像もできない骨格性因子の改造成長が認められる(1986)．

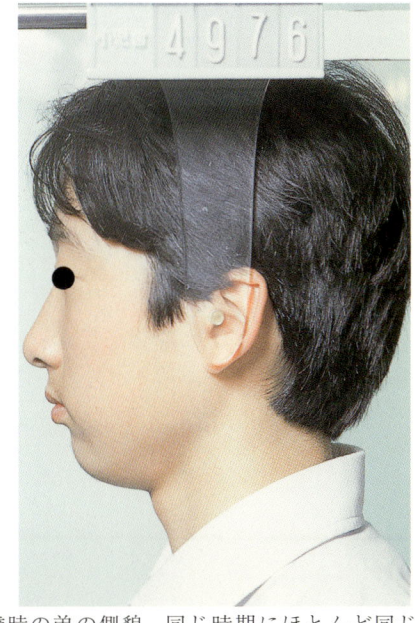

図5-8n-2　16歳時の弟の側貌．同じ時期にほとんど同じ手段で行なった治療が兄と同様な骨格性改造成長をもたらした．

71

ROENTGEN CEPHALOMETRIC ANALYSIS
(Male-Adults)

症例番号　14975　　患児氏名　　16歳0ヵ月　　Dr.

No. 14975
― 6歳1ヵ月
― 16歳0ヵ月

	Mean	S. D.	Patient
Facial angle	85.07	5.76	78.0
Convexity	5.60	4.33	7.5
A－B plane	－5.10	3.28	－8.0
Mandibular plane	26.25	6.34	29.5
Y－axis	65.71	3.27	69.5
Occlusal plane	9.52	4.01	13.0
Interincisal	129.66	8.99	119.0
L－1 to Occlusal	21.69	6.03	28.0
L－1 to Mandibular	94.67	7.21	101.5
U－1 to A－P plane	7.86	2.31	8.9
FH to SN plane	5.98	3.35	10.5
SNA	81.82	3.09	71.5
SNB	78.61	3.14	67.5
SNA－SNB diff.	3.28	2.66	4.5
U－1 to N－P plane	9.91	2.78	11.7
U－1 to FH plane	108.94	5.62	110.0
U－1 to SN plane	103.06	5.53	99.0
Gonial angle	111.38	5.83	115.0
Ramus inclination	2.64	4.14	－4.5

(Standard : by Iizuka―Ishikawa)
DEPARTMENT OF PEDIATRIC DENTISTRY TSURUMI UNIVERSITY SCHOOL OF DENTAL MEDICINE

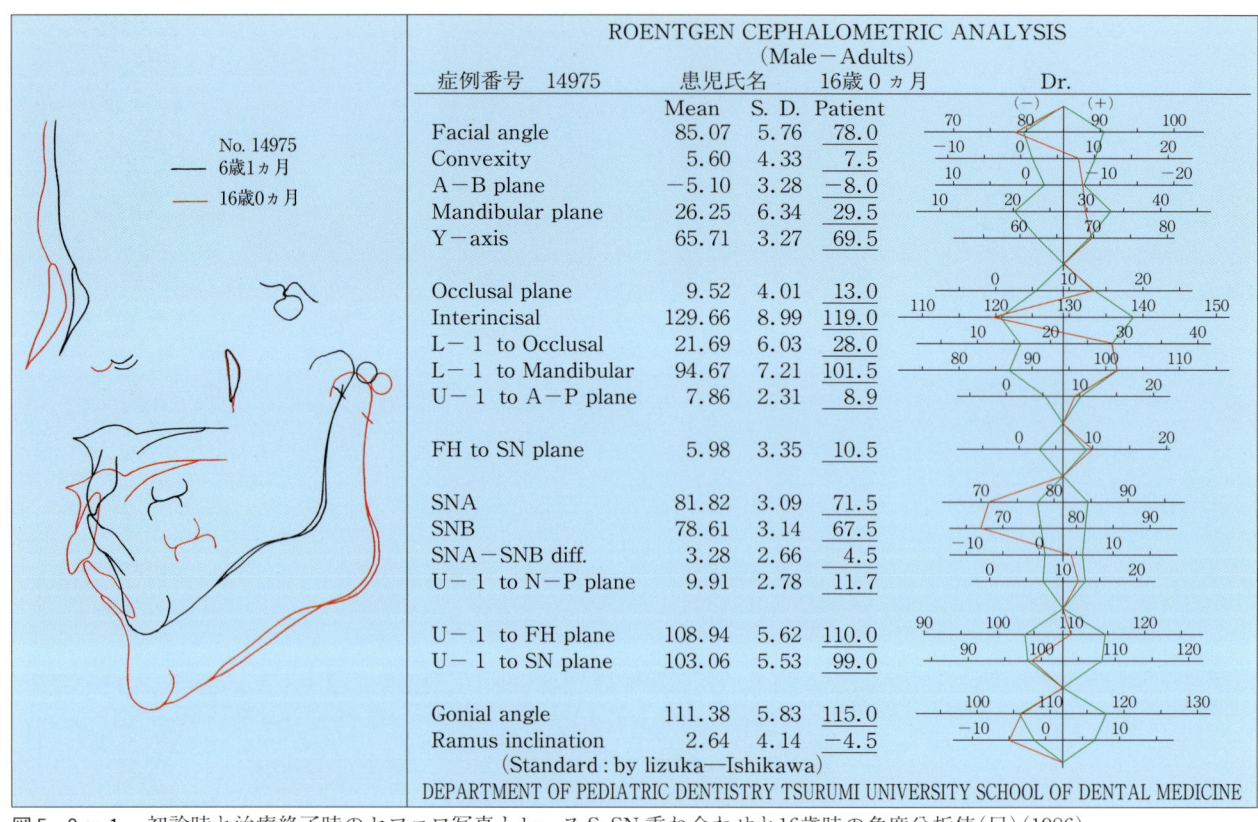

図5-8o-1　初診時と治療終了時のセファロ写真トレース S-SN 重ね合わせと16歳時の角度分析値（兄）(1986).

ROENTGEN CEPHALOMETRIC ANALYSIS
(Male-Adults)

症例番号　14976　　患児氏名　　16歳0ヵ月　　Dr.

No. 14976
― 6歳1ヵ月
― 16歳0ヵ月

	Mean	S. D.	Patient
Facial angle	85.07	5.76	80.0
Convexity	5.60	4.33	10.5
A－B plane	－5.10	3.28	－9.0
Mandibular plane	26.25	6.34	30.5
Y－axis	65.71	3.27	67.5
Occlusal plane	9.52	4.01	12.0
Interincisal	129.66	8.99	125.5
L－1 to Occlusal	21.69	6.03	28.5
L－1 to Mandibular	94.67	7.21	100.0
U－1 to A－P plane	7.86	2.31	7.3
FH to SN plane	5.98	3.35	11.0
SNA	81.82	3.09	74.5
SNB	78.61	3.14	69.0
SNA－SNB diff.	3.28	2.66	5.0
U－1 to N－P plane	9.91	2.78	11.3
U－1 to FH plane	108.94	5.62	104.0
U－1 to SN plane	103.06	5.53	93.0
Gonial angle	111.38	5.83	119.5
Ramus inclination	2.64	4.14	－1.0

(Standard : by Iizuka―Ishikawa)
DEPARTMENT OF PEDIATRIC DENTISTRY TSURUMI UNIVERSITY SCHOOL OF DENTAL MEDICINE

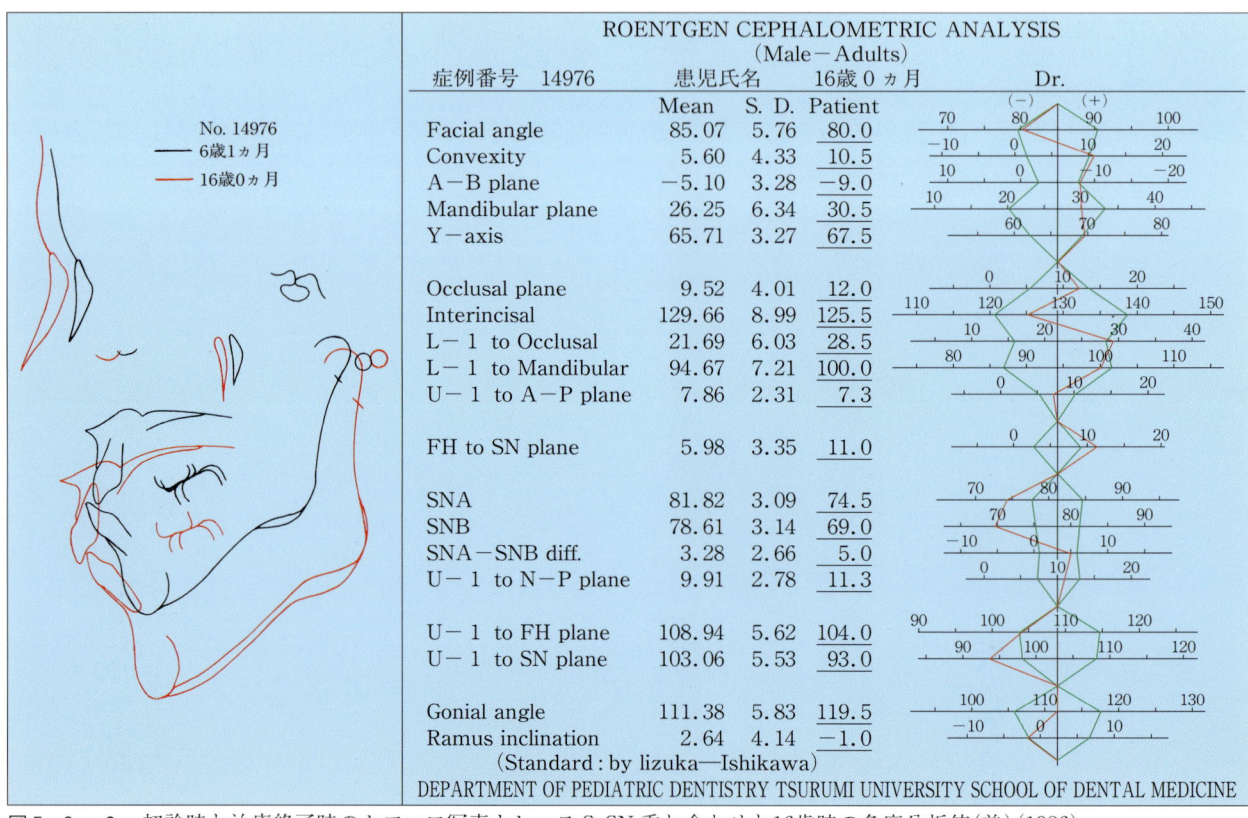

図5-8o-2　初診時と治療終了時のセファロ写真トレース S-SN 重ね合わせと16歳時の角度分析値（弟）(1986).

第5章　チンキャップによる骨格性反対咬合の治療

ROENTGEN CEPHALOMETRIC ANALYSIS
（ⅢA　7歳8ヵ月±1.2）

症例番号 14975　14976	患児氏名	6歳1ヵ月	Dr.

	Mean	S.D.	(14975)	(14976)
Facial angle	83.74	3.33	82.0	82.0
Convexity	163.51	5.26	172.0	173.0
A-B plane	-6.72	2.43	-4.5	-1.5
Mandibular plane	31.46	5.08	32.0	32.0
Y-axis	63.77	3.57	63.5	62.5
Occlusal plane	14.47	3.99	11.5	13.0
Interincisal	133.90	12.13	124.5	117.0
L-1 to Mandibular	89.53	6.49	95.5	102.0
FH to SN	7.97	2.95	11.0	9.5
SNP	75.89	5.51	71.0	72.5
SN-Gn	71.58	1.92	74.5	72.0
SNA	81.36	3.29	75.0	76.0
SNB	76.20	2.89	71.5	74.0
U-1 to FH plane	104.79	9.04	108.0	109.0
U-1 to SN plane	96.79	8.24	97.0	99.5
Gonial angle	130.14	1.26	132.5	136.0
GZN	89.44	5.30	90.5	85.0
Ramus inclination	81.61	4.40	79.5	76.0

（Standard : by Iizuka）
DEPARTMENT OF PEDIATRIC DENTISTRY TSURUMI UNIVERSITY SCHOOL OF DENTAL MEDICINE

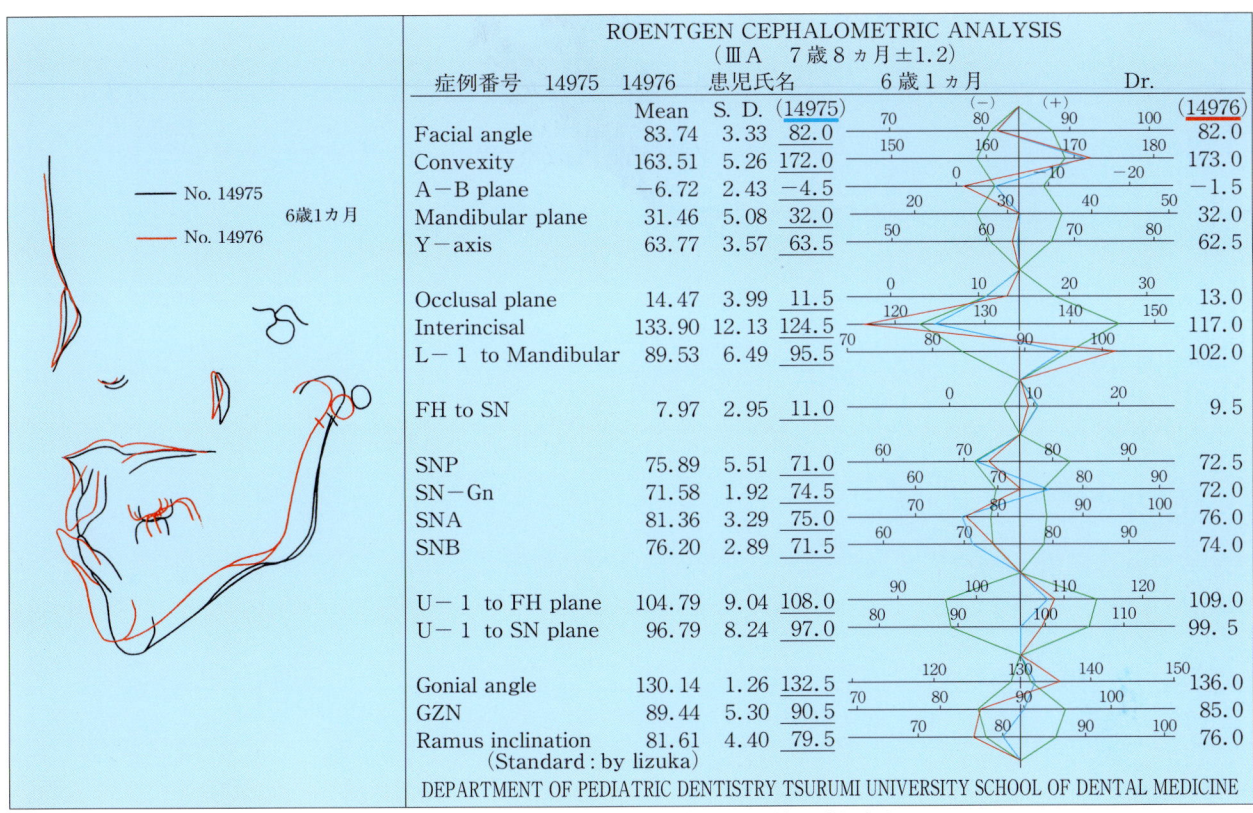

図5-8p　兄弟の初診時のセファロ写真トレースS-SN重ね合わせと角度分析値の重ね合わせ．

ROENTGEN CEPHALOMETRIC ANALYSIS
（ⅢA　7歳8ヵ月±1.2）

症例番号 14975　14976	患児氏名	6歳10ヵ月　7歳5ヵ月	Dr.

	Mean	S.D.	(14975)	(14976)
Facial angle	83.74	3.33	80.5	81.5
Convexity	163.51	5.26	169.5	170.0
A-B plane	-6.72	2.43	-6.5	-5.5
Mandibular plane	31.46	5.08	33.0	31.0
Y-axis	63.77	3.57	65.5	63.0
Occlusal plane	14.47	3.99	14.0	14.5
Interincisal	133.90	12.13	123.0	114.5
L-1 to Mandibular	89.53	6.49	92.5	98.0
FH to SN	7.97	2.95	11.0	11.0
SNP	75.89	5.51	69.5	70.5
SN-Gn	71.58	1.92	76.5	74.0
SNA	81.36	3.29	74.5	75.5
SNB	76.20	2.89	70.0	71.5
U-1 to FH plane	104.79	9.04	111.5	116.5
U-1 to SN plane	96.79	8.24	100.5	105.5
Gonial angle	130.14	1.26	129.0	131.5
GZN	89.44	5.30	95.0	90.0
Ramus inclination	81.61	4.40	84.0	79.5

（Standard : by Iizuka）
DEPARTMENT OF PEDIATRIC DENTISTRY TSURUMI UNIVERSITY SCHOOL OF DENTAL MEDICINE

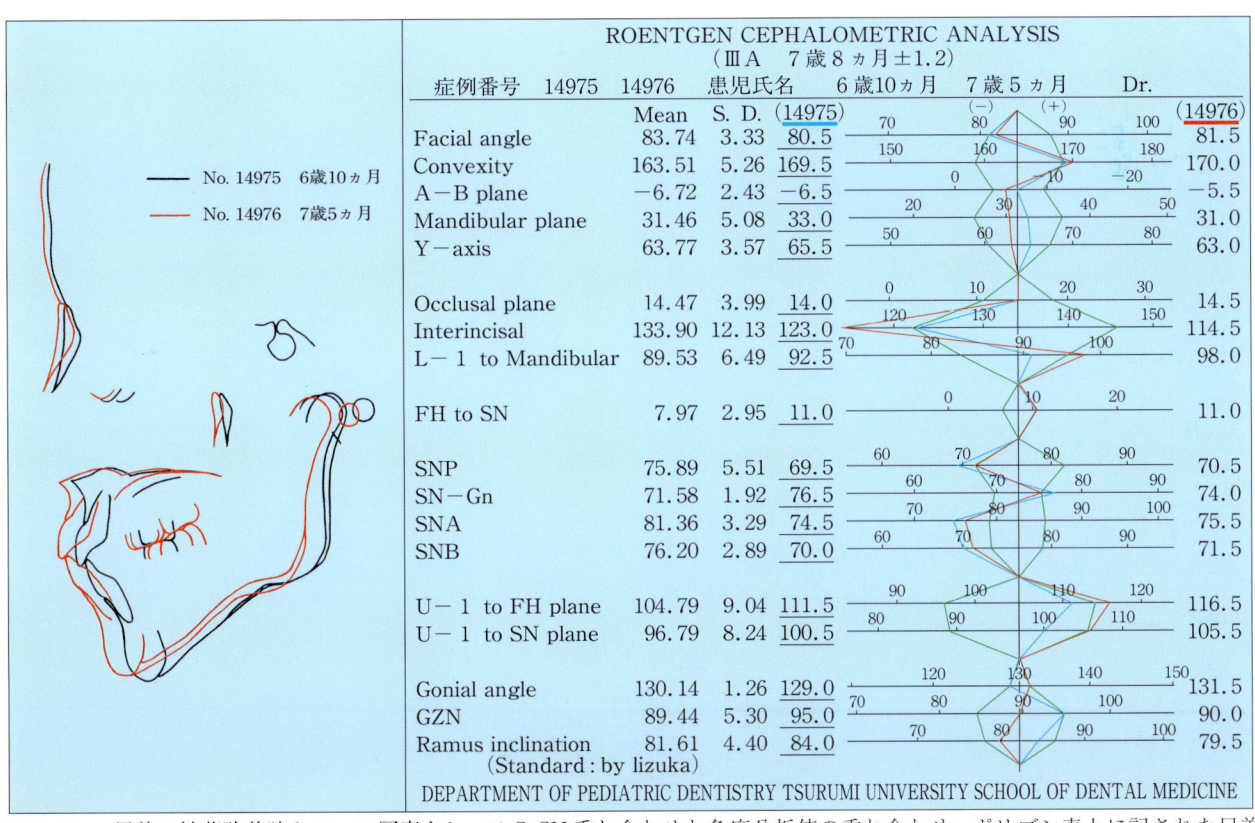

図5-8q　兄弟の被蓋改善時セファロ写真トレースS-SN重ね合わせと角度分析値の重ね合わせ．ポリゴン表上に記された兄弟の分析値のウィグリング（左右への振れ）が類似している点に注意．

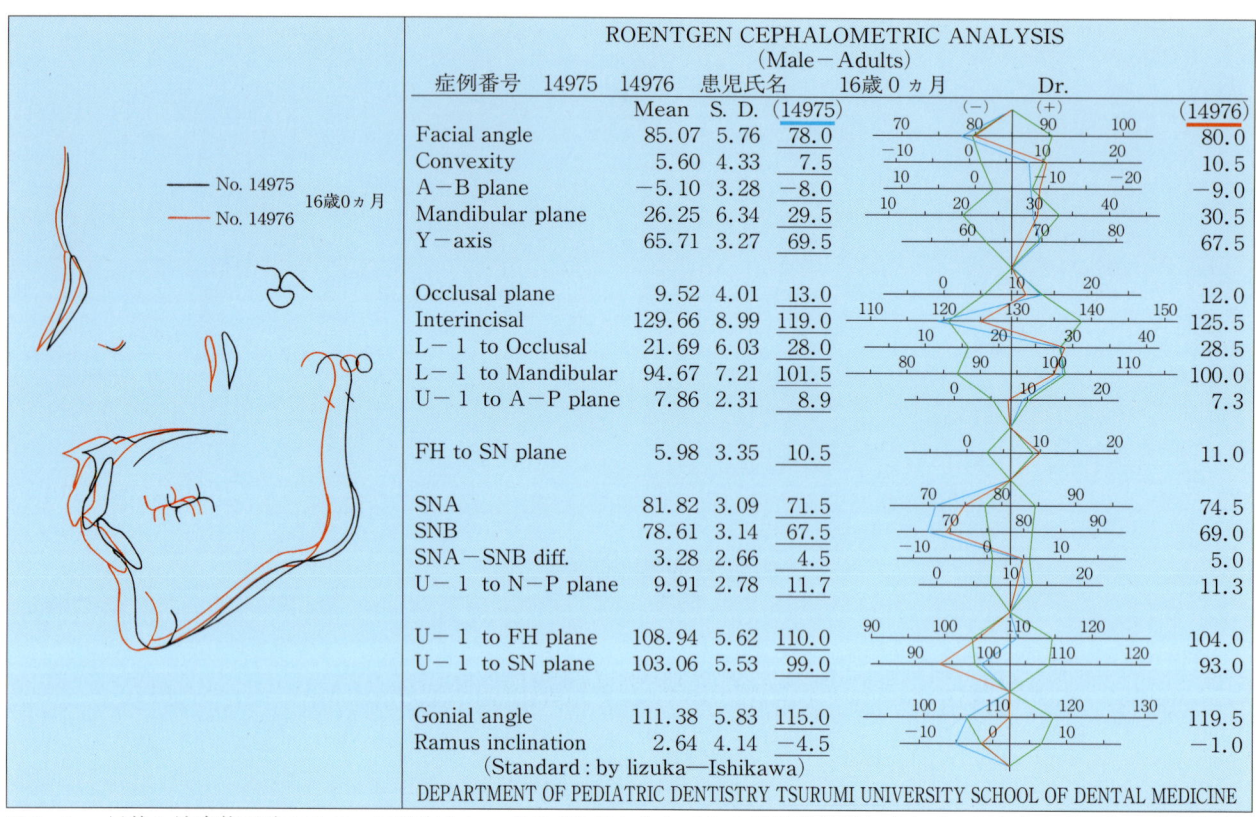

ROENTGEN CEPHALOMETRIC ANALYSIS
(Male－Adults)

症例番号　14975　14976　患児氏名　　　16歳0ヵ月　Dr.

	Mean	S.D.	(14975)		(14976)
Facial angle	85.07	5.76	78.0		80.0
Convexity	5.60	4.33	7.5		10.5
A－B plane	－5.10	3.28	－8.0		－9.0
Mandibular plane	26.25	6.34	29.5		30.5
Y－axis	65.71	3.27	69.5		67.5
Occlusal plane	9.52	4.01	13.0		12.0
Interincisal	129.66	8.99	119.0		125.5
L－1 to Occlusal	21.69	6.03	28.0		28.5
L－1 to Mandibular	94.67	7.21	101.5		100.0
U－1 to A－P plane	7.86	2.31	8.9		7.3
FH to SN plane	5.98	3.35	10.5		11.0
SNA	81.82	3.09	71.5		74.5
SNB	78.61	3.14	67.5		69.0
SNA－SNB diff.	3.28	2.66	4.5		5.0
U－1 to N－P plane	9.91	2.78	11.7		11.3
U－1 to FH plane	108.94	5.62	110.0		104.0
U－1 to SN plane	103.06	5.53	99.0		93.0
Gonial angle	111.38	5.83	115.0		119.5
Ramus inclination	2.64	4.14	－4.5		－1.0

(Standard : by Iizuka—Ishikawa)
DEPARTMENT OF PEDIATRIC DENTISTRY TSURUMI UNIVERSITY SCHOOL OF DENTAL MEDICINE

図5-8r　兄弟の治療終了時のセファロ写真トレースS-SN重ね合わせと角度分析値重ね合わせ．S点を中心にして前頭蓋窩の部分を重ねてみると弟(症例番号14976)の顔面頭蓋は兄(症例番号14975)に比べて，前方位をとっているが，骨格性因子と歯列性因子の相対的関係は類似している．兄弟の顔面頭蓋の改造成長は同時期に実施したチンキャップ療法の制御によって類似した対応を示し，好ましい咬合状態と顔貌をつくり上げたということができる．

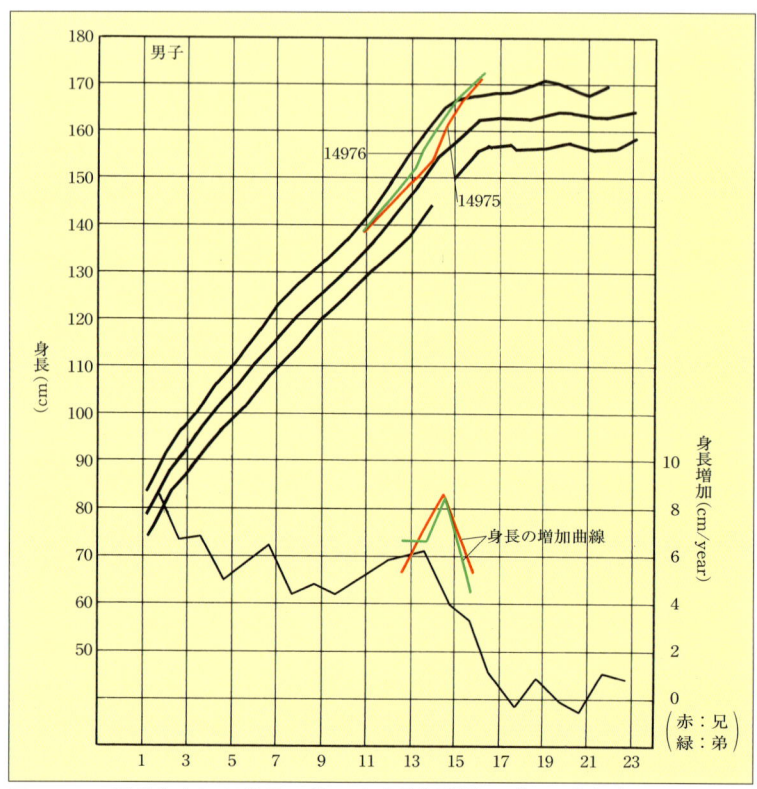

図5-8s　兄弟ともに14歳時に第二次成長促進期のピークを超えたことは，身長の増加曲線に示されている．

第6章

資料：成長期咬合管理の臨床統計

キーワード

咬合治療，小児歯科医療，臨床統計(1987〜1996)

この資料は1987年9月から1996年7月までのおよそ9年間に，鶴見大学歯学部附属病院小児歯科で診療を受けた小児7,000人のうち，咬合治療を受けた1,192人(17.0％)についての臨床統計資料である．

詳細は小児歯科学雑誌38巻4号795〜802ページに記載されているが，この章は小児歯科医療を専門とする診療室で実施されている咬合診療の実態の概要を示すことを目的としている．

小児歯科を受診する子どもたちに見られる咬合異常の種類や頻度，治療に用いられる手段や咬合改善に要する期間などの臨床統計資料を示して，これから成長期の咬合管理に携わろうとする歯科医師が，患児の保護者たちからインフォームドコンセントを得るときの情報として役立てて欲しいと考えている．

例えば，患児の咬合異常を改善するにはどのような装置を用いて，どのくらいの期間が必要かを説明することは，患児はもとより，患児の保護者のための情報として最も大切なものの一つである．

なお，この統計資料に用いられている咬合異常の種類とその判定基準は次のとおりである．

①前歯部反対咬合：連続する3歯以上の前歯が逆被蓋を示すもの（側切歯が未萌出のときは両側中切歯が逆被蓋を示すもの）．

②インロッキング：1〜2歯の上顎前歯が下顎歯と反対対咬するもの（例えば $\frac{2}{2|}$ あるいは $\frac{2|2}{2|2}$ が逆被蓋となっているようなもの）．

③萌出余地不足：第一大臼歯の近心移動や，ディスクレパンシーによる側方歯群の萌出余地不足．

④前歯部叢生：上下歯列弓それぞれについて，犬歯を含む6前歯の配列状態から総合的に判断し，個々の歯の位置異常とは区別する．

⑤前歯部開咬：咬合位における上下顎前歯の接触関係が欠如し，マイナスのoverbiteを示すもの．

⑥臼歯部反対咬合：片側あるいは両側の側方歯が逆被蓋のもの．

表6-1　咬合異常の種類と症例数

咬合異常	症例数
前歯部反対咬合	470
インロッキング	189
萌出余地不足	248
前歯部叢生	24
前歯部開咬	71
臼歯部反対咬合	50
上顎前突	208
その他	187
総計	1,447

表6-2　初診時の主訴の割合

	症例数（人）	割合（％）
咬合異常を主訴として来院したもの	623	52.3
咬合異常が主訴ではなかったもの	569	47.7
総計	1,192	100.0

表6-3　初診時咬合異常別主訴の割合

	咬合異常を主訴として来院したもの 症例数	割合（％）	咬合異常が主訴でなかったもの 症例数	割合（％）
前歯部反対咬合	290	61.7	180	38.3
インロッキング	96	50.8	93	49.2
萌出余地不足	107	43.1	141	56.9
前歯部叢生	14	58.3	10	41.7
前歯部開咬	38	53.5	33	46.5
臼歯部反対咬合	20	40.0	30	60.0
上顎前突	102	49.0	106	51.0
その他	91	48.7	96	51.3
総計	758	52.4	689	47.6

⑦上顎前突：上顎前歯の歯軸傾斜が大きく過度に突出しているもの．上下顎前突もこの分類に含める．

⑧その他：過蓋咬合，正中離開，過剰歯を原因とする歯の位置異常や捻転，異所萌出，歯の先天欠如や外傷による歯の喪失による配列・咬合異常．

第6章　資料：成長期咬合管理の臨床統計

表6-4　使用装置の種類と分類

	装着例	咬合改善例
チンキャップ	472	376
スペースリゲーナー	67	58
アクチバトール	176	153
マルチブラケット	250	239
側方拡大装置	272	228
リンガルアーチ	79	72
ハビットブレーカー	45	27
バイトプレート	260	173
小　計	1,621	1,326
その他の可撤装置	119	
総　計	1,740	

表6-5　装置使用開始時年齢

	平均年齢（1SD）	最低年齢	最高年齢
チンキャップ	7歳2ヵ月（2歳4ヵ月）	3歳2ヵ月	15歳2ヵ月
スペースリゲーナー	9歳3ヵ月（1歳10ヵ月）	5歳4ヵ月	15歳11ヵ月
アクチバトール	7歳8ヵ月（2歳3ヵ月）	3歳4ヵ月	17歳4ヵ月
マルチブラケット	12歳1ヵ月（2歳0ヵ月）	7歳4ヵ月	19歳11ヵ月
側方拡大装置	9歳6ヵ月（2歳1ヵ月）	3歳3ヵ月	16歳5ヵ月
リンガルアーチ	10歳4ヵ月（1歳6ヵ月）	7歳0ヵ月	16歳4ヵ月
ハビットブレーカー	8歳7ヵ月（1歳10ヵ月）	3歳10ヵ月	11歳5ヵ月
バイトプレート	8歳8ヵ月（1歳10ヵ月）	3歳9ヵ月	15歳6ヵ月

表6-6　装置使用期間

	改善期間			使用期間		
	平均期間（1SD）	最短期間	最長期間	平均期間（1SD）	最短期間	最長期間
チンキャップ	1年9ヵ月（1年5ヵ月）	4ヵ月	7年7ヵ月	3年2ヵ月（1年10ヵ月）	4ヵ月	9年9ヵ月
スペースリゲーナー	11ヵ月（7ヵ月）	2ヵ月	2年2ヵ月	1年6ヵ月（1年3ヵ月）	3ヵ月	6年2ヵ月
アクチバトール	10ヵ月（8ヵ月）	3週間	3年5ヵ月	1年6ヵ月（1年0ヵ月）	2ヵ月	4年8ヵ月
マルチブラケット	―	―	―	1年11ヵ月（1年1ヵ月）	2ヵ月	6年0ヵ月
側方拡大装置	11ヵ月（8ヵ月）	2ヵ月	2年11ヵ月	1年2ヵ月（10ヵ月）	2ヵ月	4年3ヵ月
リンガルアーチ	8ヵ月（8ヵ月）	1ヵ月	2年10ヵ月	1年4ヵ月（1年1ヵ月）	1ヵ月	6年10ヵ月
ハビットブレーカー	1年4ヵ月（8ヵ月）	4ヵ月	2年5ヵ月	1年7ヵ月（9ヵ月）	4ヵ月	3年3ヵ月
バイトプレート	1年10ヵ月（1年2ヵ月）	3ヵ月	6年2ヵ月	2年2ヵ月（1年3ヵ月）	3ヵ月	6年2ヵ月

＊表6-1～表6-6は，井出正道ほか：鶴見大学歯学部附属病院小児歯科診療室における咬合異常とその治療に関する臨床統計的観察（第3報）．小児歯誌，38，795～802，2000．より引用・改変．

第7章

各種装置の選択・設計と技工指示書の書き方

キーワード

可撤保隙装置，スペースリゲーナー，萌出誘導装置，アクチバトール，側方拡大装置，バイトプレート

[症例1] 歯齢ⅡCに $\overline{E|DE}$ を早期喪失した症例

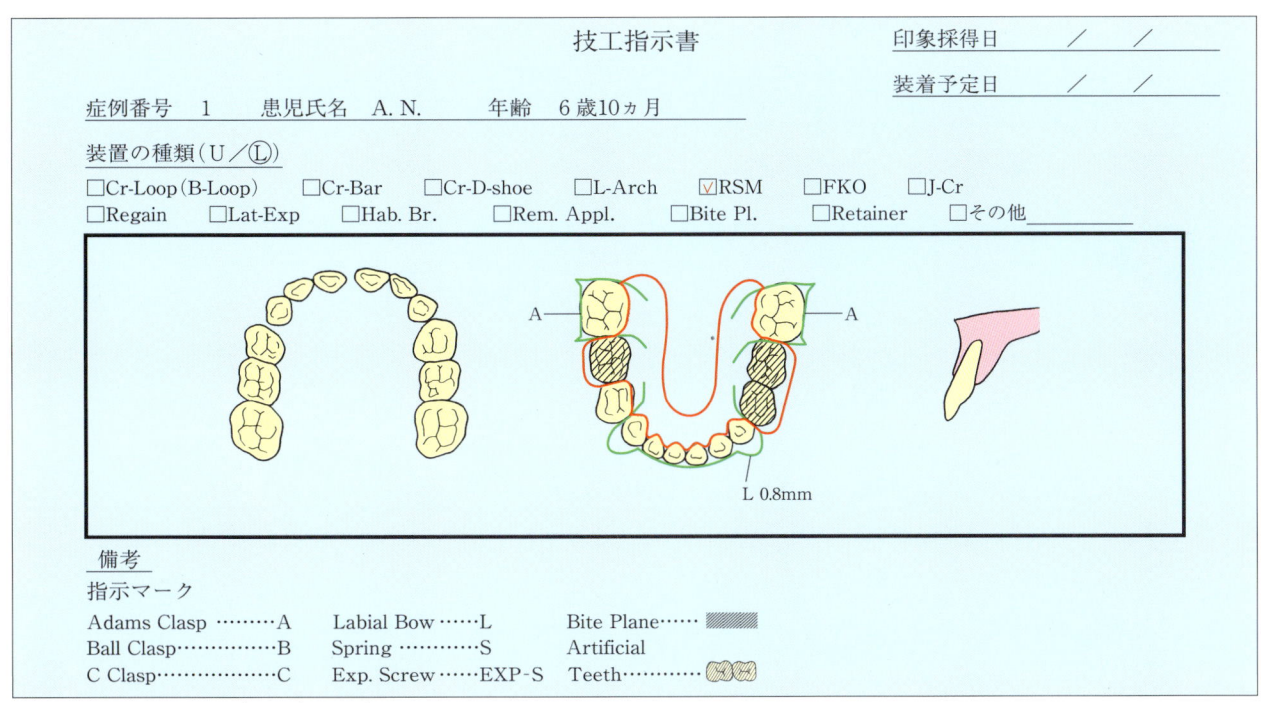

図7-1　可撤保隙装置(RSM)の設計図．

[症例1]

治療計画：可撤保隙装置を装着して，咀嚼機能の回復と当該部の保隙を行なう．

装置の設計：$\overline{E|DE}$ に乳歯用レジン歯を排列し，維持装置として $\overline{6|6}$ にアダムスのクラスプ(0.7mm)と0.8mmのレビアルボウ(labial bow)を加えた可撤保隙装置を設計した(図7-1)．

[症例2] 歯齢ⅡCに E| が残根状態となり，|6 の近心移動をきたした症例

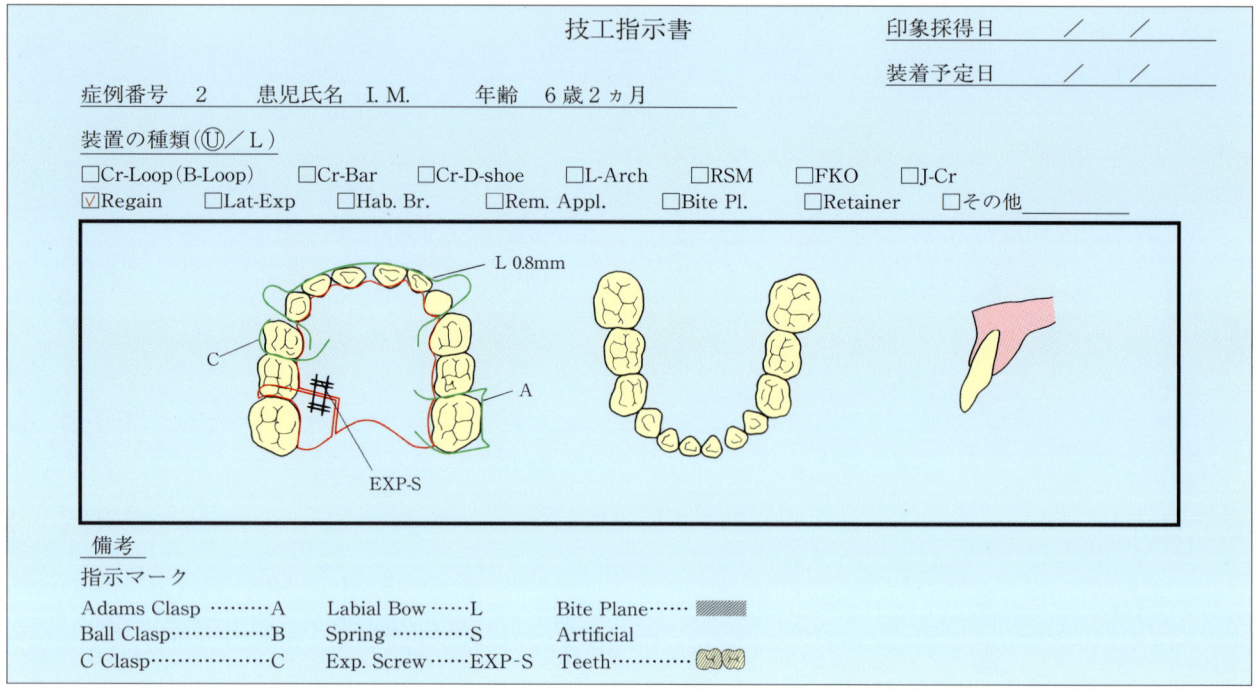

図7-2 スペースリゲーナー(Regain)の設計図.

[症例3] 歯齢はⅢAで，2|2 のインロッキングをきたした症例

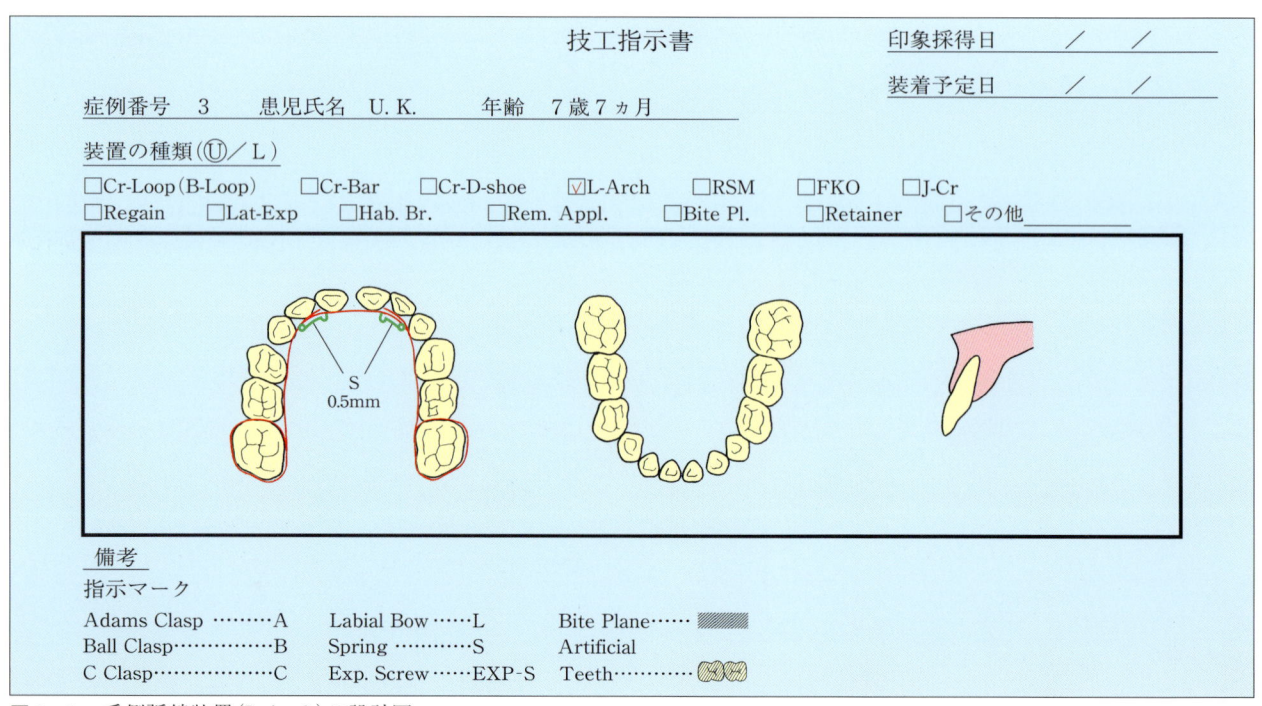

図7-3 舌側弧線装置(L-Arch)の設計図.

[症例2]
治療計画：E| は抜歯して，著しい近心移動と歯軸の近心傾斜をきたしている |6 の遠心移動を行ない，|5 の萌出余地を回復する．

石膏模型上で計測した，D| 遠心面と |6 近心面の間のスペースは2.9mmであり，側方歯群比は1.59(対側は2.14)と |5 の萌出余地不足は明らかである．その他の異常は認められないので，可撤性のスペース

[症例４]歯齢はⅡＣで，上下顎中切歯は逆被蓋であり，上顎の両側側切歯の口蓋側への萌出が予測される症例

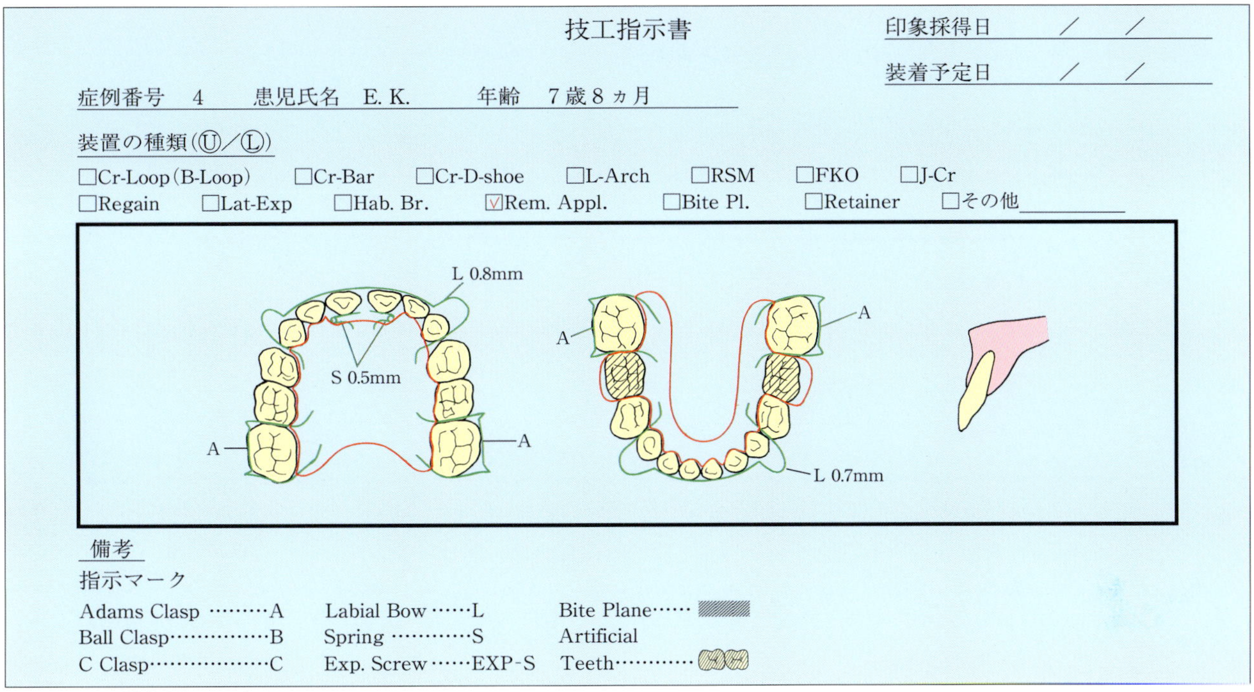
技工指示書

印象採得日　／　／

装着予定日　／　／

症例番号　4　患児氏名　E. K.　年齢　7歳8ヵ月

装置の種類(Ⓤ／Ⓛ)

□Cr-Loop(B-Loop)　□Cr-Bar　□Cr-D-shoe　□L-Arch　□RSM　□FKO　□J-Cr

□Regain　□Lat-Exp　□Hab. Br.　☑Rem. Appl.　□Bite Pl.　□Retainer　□その他

備考

指示マーク

Adams Clasp ………A　Labial Bow ……L　Bite Plane……

Ball Clasp……………B　Spring …………S　Artificial

C Clasp………………C　Exp. Screw ……EXP-S　Teeth…………

図７-４　可撤装置の設計図.

リゲーナーにより，当該部のスペースリゲイニングを実施する.

装置の設計： 6| の遠心移動を行なうため，6| の近心面に作用するエックスパンションスクリューを付けた可撤装置に，維持装置としてD| に単翼鈎(0.8mm)，対側の|6 にアダムスのクラスプを付け，レビアルボウも附属させたスペースリゲーナーを設計した(図７-２).

[症例３]

治療計画： 2|2 は萌出途中であり，インロッキングの早期改善が望まれるケースである．歯齢はⅢＡなので，2|2 の萌出誘導には舌側弧線装置を用いる.

装置の設計： 萌出途中の切歯への作用力はスプリングの弾力と歯の萌出力との合力の方向をとり，短期間のスプリングの調節は不要と考え，ヘリカルスプリング(0.5mm)２個を主線(0.9mm)に自在鑞着してから，主線を両側のバンドに直接鑞着することとした(図７-３)が，ST ロックの使用ももちろん可能である.

[症例４]

治療計画： 歯齢がⅡＣなので，上顎中・側切歯と下顎中切歯の萌出誘導には可撤装置を用いる．C|C に早期接触が見られる場合には切縁削整を実施する.

装置の設計： 上顎の装置には 1|1 にヘリカルスプリング(0.5mm)を付け，維持にはアダムスのクラスプとレビアルボウ(0.8mm)を用い，未萌出の 2|2 の萌出誘導はこれらの歯の萌出時に，可撤装置の床縁を 2|2 の舌側面に接するように調整する．下顎の装置の維持には 6|6 にアダムスのクラスプと，1|1 の歯軸改善を兼ねてレビアルボウは0.7mm のものを設計した．早期喪失した E|E 部にはレジン歯を付け，保隙を兼ねる設計とした(図７-４).

[症例5] 歯齢ⅡAの反対咬合で，歯列性咬合異常と診断された症例

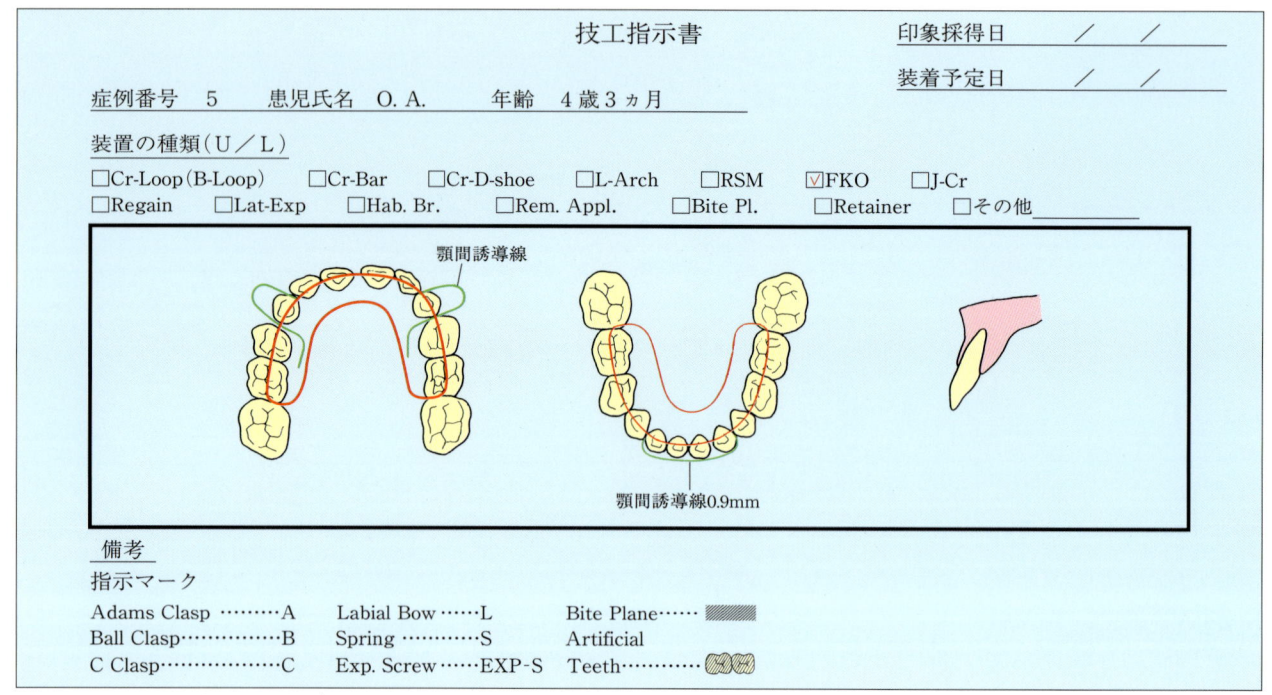

図7-5 アクチバトールの設計図．

[症例6] 歯齢ⅡAの臼歯部反対咬合で，歯列性咬合異常と判断された症例

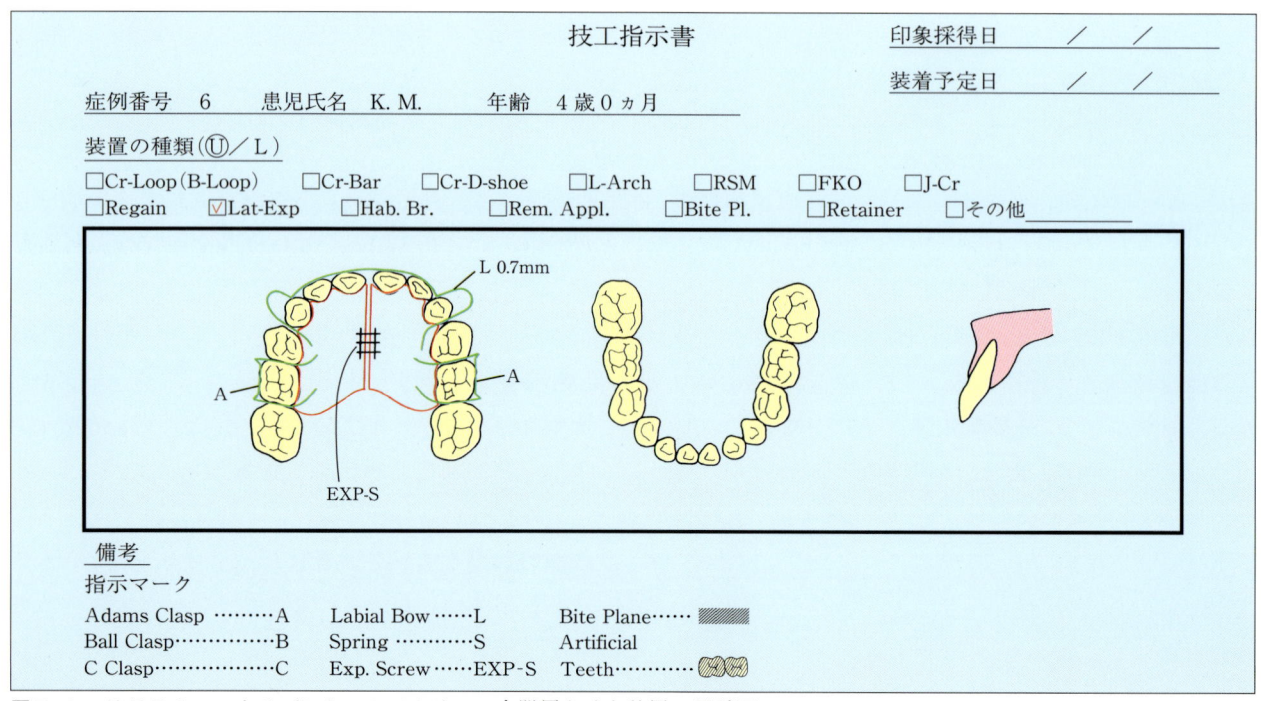

図7-6 ラテラルエックスパンションスクリューを附属させた装置の設計図．

[症例5]

治療計画：鼻疾患も見られないので，アクチバトール（FKO）の適応症と判断した．

$\overline{CB|BC}$ と $\underline{C|C}$ に早期接触が認められる場合には，アクチバトール装着時にこれらの歯の切縁削整を実施する．

装置の設計：アクチバトールの外形と顎間誘導線は図7-5に示すように記載した．

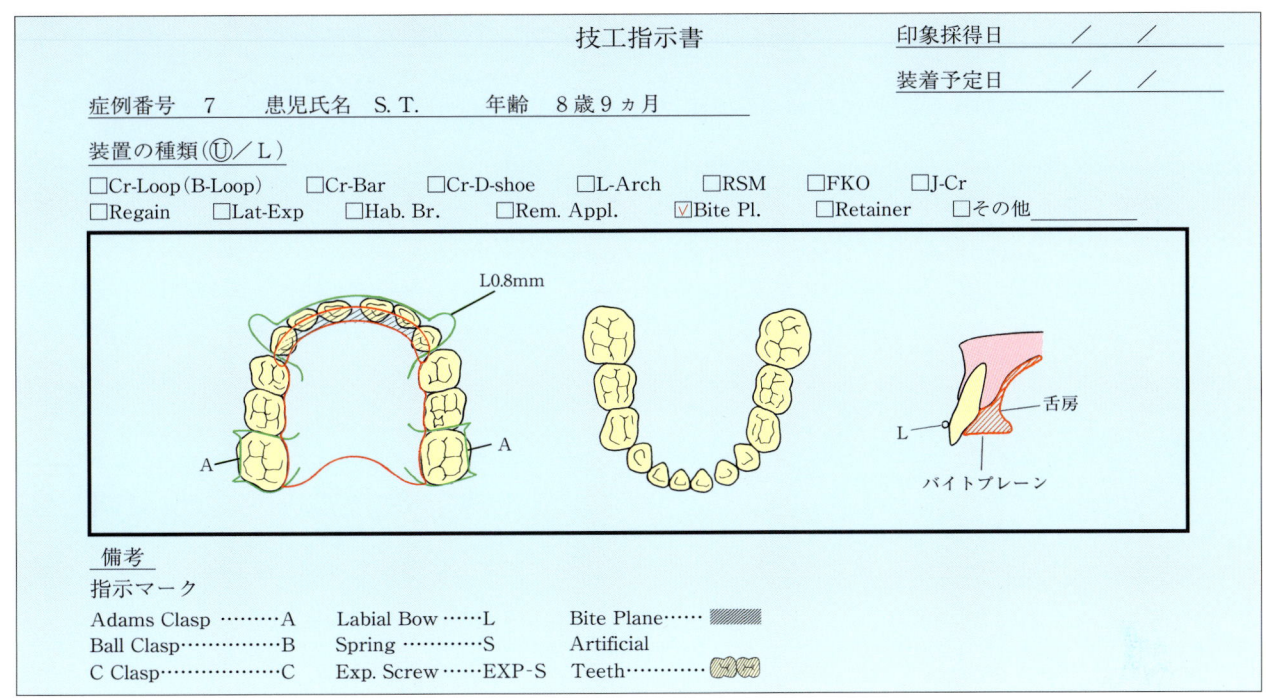

第7章　各種装置の選択・設計と技工指示書の書き方

[症例7]歯齢ⅢAの患児で，拇指吸引癖に由来する異常嚥下癖を原因とする開咬を伴った上顎前突症例

図7-7　バイトプレートを用いた装置の設計図.

[症例6]

治療計画：低年齢児ではあるが，治療に対するコンプライアンスは良好と判断されたので，歯列弓の側方拡大装置を附属させた，可撤装置による咬合治療を試みることとした．

装置の設計：アダムスのクラスプとレビアルボウ（0.7mm）を維持装置とした可撤装置の正中部にラテラルエックスパンションスクリューを附属させた装置を設計した（図7-6）．

[症例7]

治療計画：異常嚥下癖を消退させて開咬を治療し，併せて上顎前突を改善する必要があるので，治療計画に対する患児のコンプライアンスを確認することが必須である．

　可撤装置の使用が可能と判断されたならば，異常嚥下癖の消退を目的にバイトプレートを用いることとする．

装置の設計：使用するバイトプレートには維持装置として 6|6 にアダムスのクラスプを設計し，レビアルボウ（0.8mm）を付ける．床には下顎前歯の切縁がバイトプレーンと咬合するように 3|3 の舌側面に床用レジンを盛り上げる．バイトプレートの口蓋側には，嚥下時に舌尖部が挿入される舌房を形成する（図7-7参照）．

　なお，異常嚥下癖が消退すると前歯部の開咬も改善し，上顎前突も改善されるので，それに対応して，バイトプレートの唇側面，すなわち上顎前歯の舌側面に面した部分を徐々に削除して，上顎前歯とりわけ前歯の基底結節部とバイトプレートの間のクリアランスを確保しながら，バイトプレーンの高さを調節することが肝要である．また，レビアルボウと上顎前歯唇側面の接触を維持するように，レビアルボウのループを調節する．

参考文献

1. 大森郁朗：簡明小児歯科学，4版3刷．医歯薬出版，東京，2001．
2. Enlow, D.H. : Handbook of Facial Growth, 2nd ed. WB Sanders Co., Philadelphia, London and Toronto, 1982.
3. 大森郁朗：咬合誘導（1-5）．歯界展望，28, 895～902, 1966. 29, 83～90, 361～369, 517～523, 1177～1184, 1967．
4. 小野博志：乳歯および永久歯の歯冠近遠心幅径と各歯列内におけるその相関について．口病誌，27, 221～234, 1960．
5. Baker, C.R. : The deciduous molars and their relation to the development of the jaws. Intn. J. Orthod, 3, 253～261, 1917.
6. Lourie, L.S. : Trimming deciduous teeth to aid normal eruption of permanent teeth or assist in correction of malocclusion. Intn. J. Orthod, 15, 1070～1075, 1929.
7. 榎　恵：側方歯群の咬合調整に就いて，特に乳臼歯の晩期残留に就いて．日矯歯誌，8, 65～95, 1940．
8. Fanning, E.A. : Effect of extraction of deciduous successors. Angle Orthod, 32, 44～53, 1962.
9. Posen, A.L. : The effect of premature loss of deciduous molars on premolar eruption. Angle Orthod, 35, 249～252, 1965.
10. Grøn, A. : Prediction of tooth emergence. J. dent. Res, 41, 573～585, 1962.
11. 大森郁朗，川瀬美智子：小児用義歯の咬合位の決定とその経年的変化について．口病誌，29, 140～147, 1962．
12. 荻野昭夫，大森郁朗：第二乳臼歯早期喪失に対してDistal Shoeを持つ保隙装置（Crown-Distal Shoe）を適用した5症例．小児歯誌，3, 41～46, 1965．
13. 永井華子ほか：上顎前突と鋏状咬合の可撤装置による治療．小児歯誌，37, 852～863, 1999．
14. 池田幸代ほか：バイトプレートによる歯列弓狭窄を伴った上顎前突治療の1例．小児歯誌，39, 238～247, 2001．
15. 八十島華子ほか：バイトプレートによる両顎前突治療の2例．小児歯誌，39, 248～260, 2001．
16. Graber, L.W. : Chin cup therapy for mandibular prognathism. Am. J. Orthod, 72, 23～41, 1977.
17. 大山芳明：歯科矯正治療を受けた反対咬合患者の顎・顔面頭蓋の成長―側方頭部X線規格写真による経年的研究―．阪大歯学雑誌，26, 270～294, 1981．
18. Ohmori, I. : Significance of the early treatment of skeletal mesio-occlusion. Proceedings of 13 th Congress of IADC, 1991, Kyoto, 70～75.
19. 守安克也：骨格性反対咬合を有する小児の顔面頭蓋の発育変化とchin cap療法による咬合改善との関連について――一卵性双生児症例による形態学的検討―．鶴見歯学，27, 83～96, 2001．
20. 守安克也：骨格性反対咬合を有する小児の顔面頭蓋の発育変化とchin cap療法による咬合改善との関連について―日本人小児の100症例の断面資料と一卵性双生児症例の経年資料の比較―．鶴見歯学，27, 347～354, 2001．
21. 大森郁朗ほか：咬合機能の発達に関する研究（第1報，第2報）．昭和56年度科学研究費補助金（総合研究A，研究代表者　小野博志）研究成果報告書．68～74, 1982．
22. 野口　元：ⅡA stageの咬合機能に関する筋電図学的研究．鶴見歯学，9, 197～218, 1983．
23. 井出正道：混合歯列期の咬合機能に関する筋電図学的研究．鶴見歯学，12, 415～440, 1986．
24. 森田恵理奈：乳歯列期の骨格性反対咬合に関する筋電図学的研究．鶴見歯学，17, 35～67, 1991．
25. 須釜美代子：骨格性反対咬合の被蓋改善に関する筋電図学的研究．鶴見歯学，20, 7～31, 1994．
26. 日本小児歯科学会：日本人小児の頭部X線規格写真基準値に関する研究．小児歯誌，33, 659～696, 1995．
27. 井出正道ほか：鶴見大学歯学部附属病院小児歯科診療室における咬合異常とその治療に関する臨床統計的観察（第3報）．小児歯誌，38, 795～802, 2000．

索 引

あ

ugly duckling stage	9
アーチワイヤー	41
アクチバトール	41, 42, 51
	77, 79, 82
アダムスのクラスプ	79, 81, 83
安静空隙	39

い

1歳6ヵ月児健康診査	16
インターインサイザルアングル	24, 47
インフォームドコンセント	54, 75
インロッキング	51, 75, 76, 80, 81
異常嚥下癖	11, 13, 14, 46, 83
異所萌出	22, 24, 76
一卵性双生児	65
咽頭扁桃	14

う

ウィグリング	73
鬱血斑	13

え

empty habit	11
Evidence-based Dental Practice	69
SNA	24, 25, 27, 47, 49, 55, 58
	60, 67, 68, 69, 70, 72, 73, 74
SNB	24, 25, 27, 47, 49, 55, 58
	60, 67, 68, 69, 70, 72, 73, 74
STロック	41, 81
エクスパンションスクリュー	39, 44
	46, 81
エックス線セファロ写真のトレース	
	24, 25, 27
永久歯咬合	9, 10, 15, 20
永久歯側方歯群	29
永久歯列期	6, 10, 16
榎(1940)	17
遠心移動	22, 24, 43
嚥下運動	11, 14

お

oral myotherapy	14

オブリークエックス線写真	18
小野(1960)	29

か

下顎下縁平面角	24, 61
下顎骨	5, 53, 54, 61
——の改造成長	54, 57, 59
	61, 66, 68
——の制御	53, 57, 60
——の後方回転	68
——の前方回転	52
——の前方成長	45
下顎枝	5, 6
下顎切歯・下顎下縁平面角	27
下顎切歯の唇側傾斜	53, 56
下顎切歯の舌側傾斜	52
下顎前突	13, 17
下顎体	5, 27, 52, 56, 60
——の前方回転	58
下顎の後方回転	51
下顎の前方回転	66
可撤装置	81
可撤保隙装置(RSM)	29, 35, 36, 79
家族性	56, 65
過蓋咬合	76
過剰歯を原因とする歯の位置異常	76
改造成長	5, 61, 69
開咬	12, 13, 14, 83
角度分析	24, 25, 27, 47
——値	67, 70, 72
——重ね合わせ	49, 55, 58
	60, 73, 74
顎角	24, 52, 58
——の開大	66
——の縮小	61
顎間空隙	8
顎関節機能	53
顎間誘導線	82
顎堤	8
患児の受け入れ	53
簡易予測法	30
顔貌の審美性	24
顔面頭蓋	5, 6, 7, 9, 69
——の改造成長	53, 61, 68
顔面平面角	59

き

臼歯部反対咬合	51, 75, 76, 82
吸指癖	11, 12
吸啜反射	11
近心移動	24, 45, 80
近心傾斜	24, 42
近心転位	22, 42
筋機能療法	11
筋電図学的研究	69

く

Grøn(1962)	20
クラウン・ディスタルシュー保隙装置	
	31, 32, 33
クラウン・ループ保隙装置	22, 34
クラスプ	36
空隙	29
——分析	15, 22, 24, 29
——結果	25, 27
——予測法	29

け

形成不全	67
経年資料	20, 30
軽度心身障害児	37
結合組織性骨化機序	5
犬歯間幅	8
健全乳歯抜去の原則	22
牽引力の調節	54

こ

子どもの入れ歯	35
口蓋扁桃	14
口腔習癖	5, 11, 12, 14, 46, 47, 48
口呼吸	11, 14
口臭	14
広範性齲蝕	37
咬合圧	15
咬合異常	11, 13, 14, 15, 20, 57, 75
咬合運動	20
咬合改善	53
咬合関係	26
咬合管理	10, 16, 24, 37, 40, 64, 65
——法	39

索引

咬合機能	69
咬合性外傷	55, 61, 62
咬合調整	15, 16, 17, 20, 21, 28, 71
——法	20, 22, 24, 39
咬合治療	51, 53, 75
咬合の鍵	9
咬唇癖	11, 13, 46
咬爪癖	11, 13
咬翼エックス線写真	21, 22, 43
後継永久歯	18, 19
後継小臼歯	20
後方回転	24
骨格性因子	5, 6, 7, 10, 11, 16
	24, 25, 28, 45, 49, 53, 54
	55, 57, 59, 61, 65, 68, 69
——の改造成長	71
骨格性反対咬合	44, 45, 51, 52, 53
	61, 63, 66, 69
混合歯列期	6, 9, 10, 16, 24, 39
混合歯列分析	23, 28

し

歯冠近遠心幅径	8, 9, 10, 11, 27, 29
歯間空隙	9, 11
歯冠形成	18, 19
歯根形成	18, 19, 24, 43
——期	24
——量	20
歯(根)の形成速度	20
歯軸傾斜	21, 24, 25
——の改善	57
歯質の削整法	16, 20
歯周組織	15
歯槽基底	6, 10, 11, 22, 24
	27, 45, 53, 61
——の拡大	61
歯槽骨内萌出運動	18, 21, 24, 31
歯胚形成	18
歯齢	9, 24, 26, 81
歯列	10
歯列弓長径	49
歯列弓幅	9, 11, 49
——径	49
——縮小装置	49
歯列性因子	5, 7, 10, 11, 16, 24
	25, 49, 53, 54, 55
	60, 61, 64, 68, 69
歯列性の反対咬合	41, 42
歯列模型	22, 23, 24, 29, 30, 33
	44, 46, 48, 54, 55, 62
	63, 64, 65, 68, 71

資料分析結果	65
小児歯科標榜医制度	16
小児歯科保健医療	16
少子時代	16
上顎歯列弓幅	46, 47
——縮小装置	48
上顎切歯の舌側傾斜	53
上顎前突	13, 14, 17, 46
	47, 48, 51, 76, 83
上下顎歯槽基底	24
上下顎総義歯	37
心理的誘導	11, 14
身長の増加曲線	68, 74
唇側傾斜	24, 27
唇側転位	21

す

スカモンの臓器発育曲線	7
スプリットベース・スペースリゲーナー	43
スペース不足	23, 62
スペースリゲイニング	43, 44, 45
スペースリゲーナー(萌出余地回復装置)	
	25, 39, 42, 43, 45, 51, 77, 79, 80, 81

せ

セファロ写真	54
——トレース	25, 27, 44
	47, 49, 67, 70
——S-SN 重ね合わせ	45, 49, 55
	58, 60, 68
	69, 72, 73, 74
正中離開	9, 76
成長期	10, 53, 54
——の咬合管理	11, 15, 69, 75
成長差(differential growth)	8
成長速度	8
成長能	53, 61
整形力	28, 52, 53, 57, 66, 68
切縁削整	66, 81, 82
——法	20, 21
舌側弧線装置	21, 41, 80, 81
舌突き出し癖	11, 14, 21
舌房	83
先行乳臼歯	20
先行乳歯	18, 19
先天歯	8
前歯部開咬	51, 75, 76
前歯部叢生	51, 75, 76
前歯部反対咬合	51, 75, 76

前歯部被蓋	55, 59, 68
前頭蓋窩	5, 24
前方歯列弓幅	11
前方発育不全	24

そ

早期接触	15, 20, 21, 40, 66, 81, 82
早期喪失	18, 22, 26, 35, 42, 43, 81
早期脱落	24, 26, 62, 63
装置使用開始時年齢	77
装置使用期間	77
喪失時期	18
叢生	9, 26
側貌	46, 49, 56, 57, 61, 65, 71
側方拡大装置	51, 77, 79
側方滑走運動	20
側方歯群	8, 9, 10, 17, 19, 21, 75
——長	30, 31, 43
——比	30, 31, 43, 80

た

Tanaka and Johnston の方法	30
第一次成長促進期	6, 7, 53
第一小臼歯の抜歯	28
第一大臼歯の遠心移動	61
第二次成長促進期	6, 7, 10
	53, 68, 74
単純な意識化	11
断面資料	18

ち

チンキャップ	28, 45, 51, 52, 53, 54
	56, 57, 59, 60, 61, 66, 68, 77
——装置	53
——療法	52, 53, 57, 68, 69, 74
治療計画	61
治療効果	65
中顔面部	54
——の(に著しい)劣成長	56, 58
	60, 61, 62, 63, 66, 71
中頭蓋窩	6

つ

| ツイスト・アーチワイヤー | 63, 64 |

索 引

て
ディスクレパンシー	5, 11, 24, 28, 45, 51, 61, 62, 63, 67, 75
――ケース	24, 61
――の自然兆候	22, 24
定期診査	33
適時抜歯	20

と
頭囲の調節	54
頭蓋	6, 7

な
軟骨性骨化機序	5

に
乳歯咬合	8, 9, 15, 20
乳歯側方歯群抜去の原則	17
乳歯の適時抜歯	15, 16
乳歯用レジン歯	35, 79
乳歯列	8
――期	6, 10, 16
乳前歯抜去の原則	16

ね
捻転	76

の
脳頭蓋	5, 6, 53, 54

は
habit breaking	14
バイトプレート	14, 39, 46, 47, 48, 51, 77, 79, 83
バイトプレーン	83
ハビットブレーカー	11, 14, 20, 21, 51, 77
バンド・ループ保隙装置	34
歯の成長素材	10, 11, 22, 24, 26, 27, 61
歯の先天欠如	76
歯の喪失による配列・咬合異常	76
鋏状咬合	46, 47, 48, 49
発育空隙	11

ひ
反対咬合	21, 26, 27, 28, 53, 54, 55, 59, 65, 82

ひ
鼻上顎複合体	5, 53, 54, 61
――の前方発育不全（中顔面部の劣成長）	52

ふ
4 bis extraction case	28, 64
Broadbent(1937)	9
Fanning(1962)	18, 19, 20
不調和(discrepancy)	53, 54

へ
Baker(1917)	17
Baker-Enokiの説	17
basal arch length	6
Beggタイプリテーナー	48
Hellmanの咬合発育段階	6, 7
Hellmanの歯齢	5, 6, 7, 8, 10
ヘリカルスプリング	40, 41, 43, 81
便宜抜去	24

ほ
Posen(1965)	18, 19
保隙	29, 79, 81
――装置	29, 31
拇指吸引癖	11, 12, 83
萌出運動	18, 19
萌出時期	17, 18
萌出誘導	17, 21, 22, 33, 39, 40, 42, 81
――装置	39, 40, 79
萌出余地	21, 29, 80
――不足	21, 27, 51, 75, 76, 80

ま
マルチブラケット	51, 77
――装置	63, 64

む
無歯期	6, 8

も
Moyersの予測法	29

ら
ラテラルエックスパンションスクリュー	82, 83

り
リーウェイスペース	10
リガ・フェーデ病	8
リンガルアーチ	40, 51, 77
両顎切歯前突	24
両顎前突	12, 14
隣接面削整法	20, 21
臨床統計資料	75

れ
レジン歯	81
レビアルボー	36, 79, 81, 83
霊長空隙	11
暦年齢	7, 8, 18
連続抜去法	15, 16, 20, 22, 24

ろ
弄舌癖	14

quintessence books

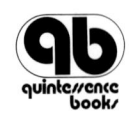

成長期の咬合管理

2003年5月10日　第1版　第1刷発行

web page address　http://www.quint-j.co.jp/
e-mail address: info@quint-j.co.jp

著　者　大森郁朗（おおもりいくお）

発 行 人　佐々木一高

発 行 所　クインテッセンス出版株式会社
　　　　　東京都文京区本郷3丁目2番6号　〒113-0033
　　　　　クイントハウスビル　電話（03）5842-2270（代表）
　　　　　　　　　　　　　　　　（03）5842-2272（営業部）
　　　　　　　　　　　　　　　　（03）5842-2279（書籍編集部）

印刷・製本　サン美術印刷株式会社

©2003　クインテッセンス出版株式会社　　禁無断転載・複写
Printed in Japan　　　　落丁本・乱丁本はお取り替えします
　　　　　　　　　　　　　ISBN4-87417-764-6 C3047

定価は表紙に表示してあります